Sabor sin límites
La cocina vegana más deliciosa

Ana Aguilera

Tabla de contenido

Introducción 12
Espárragos a la Parrilla Pimiento Verde y Calabaza 15
Calabacín a la parrilla simple y cebollas rojas 17
Elotes simples a la parrilla y Portobello 18
Berenjenas y calabacines marinados a la plancha 19
Pimiento asado y brócolini 20
Coliflor a la parrilla y coles de Bruselas 21
Maíz a la Plancha y Champiñones Crimini 22
Berenjena a la plancha, calabacín y maíz 24
Calabacín a la parrilla y piña 25
Portobello y espárragos a la parrilla 27
Receta simple de verduras a la parrilla 28
Berenjena japonesa a la parrilla y champiñones shitake 29
Berenjena japonesa a la parrilla y brócolini 30
Coliflor a la parrilla y coles de Bruselas 31
Receta japonesa a la parrilla y coliflor con glaseado balsámico 32
Receta simple de verduras a la parrilla 33
Berenjenas a la parrilla y pimientos verdes 34

Espárragos portobello a la parrilla y judías verdes con vinagreta de sidra de manzana 35

Frijoles a la parrilla y champiñones portobello 37

Coles de Bruselas y judías verdes 38

Calabacín y Cebolla en Aderezo Ranch 39

Judías verdes a la parrilla y piña en vinagreta balsámica 40

Broccolini y berenjenas a la parrilla 42

Brócolini a la parrilla y pimientos verdes 43

Calabacines y zanahorias a la parrilla 44

Champiñones Portobello a la parrilla en vinagreta de sidra de manzana 45

Zanahorias a la parrilla con coles de Bruselas 46

Receta de chirivía y calabacín a la parrilla 47

Nabo a la plancha en vinagreta oriental 48

Zanahoria a la Plancha, Nabo y Portobello con Glaseado Balsámico 49

Calabacines y mangos a la parrilla 50

Maíz tierno y judías verdes a la parrilla 51

Corazones De Alcachofa A La Parrilla Y Coles De Bruselas 52

Grilles pimientos brócolini y coles de Bruselas con glaseado de sidra de miel y manzana 53

Surtido de pimientos a la parrilla con floretes de brócolini Receta 54

Berenjena a la parrilla, calabacín con pimientos variados 56

Portobello a la parrilla y cebolla roja 57

- Maíz a la parrilla y cebollas rojas 58
- Coles De Bruselas A La Parrilla Coliflor Y Espárragos 59
- Berenjenas De Calabacín A La Parrilla Portobello Y Espárragos ... 60
- Receta de pimiento verde asado, brócolini y espárragos 61
- Hongos portobello y calabacines a la parrilla 62
- Espárragos a la parrilla, piña y judías verdes 63
- Judías verdes y berenjenas a la parrilla 64
- Espárragos a la parrilla y brócolini 65
- Coliflor a la parrilla y coles de Bruselas 66
- Floretes de brócoli y broccolini a la parrilla 67
- Calabacines a la parrilla Cebollas rojas Broccolini Floretes y espárragos 68
- Judías Verdes A La Parrilla Espárragos Broccolini Floretes Y Piña 71
- Frijoles edamame a la parrilla 72
- Okra a la parrilla, calabacín y cebollas rojas 73
- Chirivía y calabacín a la parrilla 74
- Chirivía a la parrilla y okra 75
- Brócoli a la parrilla Chirivía Quimbombó y espárragos 76
- Nabos y pimientos asados 77
- Coliflor a la parrilla y brócolini 78
- Nabo y piña a la plancha 79
- Chirivía y calabacín a la parrilla 80
- Nabo a la Plancha Cebollas Rojas y Chirivía 81

Zanahoria a la plancha, chirivía y brócolini 82

Floretes De Espárragos A La Parrilla Y Brócolini 83

Coliflor a la parrilla y maíz tierno 84

Corazones de alcachofa a la parrilla y floretes de broccolini 85

Zanahorias y berenjenas a la parrilla 86

Zanahorias y calabacines a la parrilla 87

Maíz a la Plancha, Callos Baby y Espárragos 88

Zanahorias Baby a la Plancha y Corazones de Alcachofa 89

Judías Verdes De Piña A La Parrilla Y Corazones De Alcachofa 90

Brócolini a la parrilla y zanahorias pequeñas 92

Floretes simples de coliflor y maíz tierno a la parrilla 94

Zanahorias y pimientos asados a la parrilla 95

Elotes A La Parrilla, Corazones De Alcachofa Y Berenjenas 96

Zanahorias Baby A La Parrilla Y Cebolla Roja 97

Espárragos con brócolini a la parrilla y champiñones portobello 98

Corazones de Alcachofa a la Plancha 99

Zanahorias Baby A La Parrilla Y Champiñones 100

Corazones de Alcachofas y Espárragos a la Plancha 101

Calabacines a la parrilla 102

Berenjenas a la parrilla con glaseado balsámico 103

Lechuga romana y tomates a la parrilla 104

Calabacines y pimientos a la parrilla 106

Berenjena a la plancha y cebolla roja 108

Espárragos a la parrilla Coles de Bruselas Broccolini Floretes ... 110

Calabacines a la parrilla en glaseado de sidra de miel y manzana 112

Corazones de Alcachofa y Calabacín a la Plancha y Cebolla Roja 114

Floretes de calabacín y brócolini a la parrilla 116

Ensalada tailandesa de lechuga y cacahuetes 119

Ensalada De Lechuga, Cebollino Y Pistacho 120

Ensalada De Lechugas, Almendras Y Queso Crema Vegano 122

Ensalada De Lechuga Boston Y Tomate d 124

Lechuga y Tomate con Vinagreta de Cilantro 126

Ensalada De Verduras Mixtas Y Almendras 127

Ensalada De Perifollo Y Ricotta Vegana 128

Bib Lechuga Ensalada De Nueces Y Parmesano Vegano 129

Endibia Lechuga Tomatillo Y Ensalada Vegana De Ricotta 130

Ensalada De Tomate Kale Y Parmesano Vegano 131

Tomatillos De Espinaca Y Ensalada De Almendras 132

Ensalada De Tomate Kale Y Almendras 134

Ensalada mixta de almendras verdes y ricotta vegana 136

Ensalada De Endibias, Tomate Y Almendras 137

Ensalada De Kale Tomatillo Y Almendras 139

Ensalada De Escarola De Almendras Y Tomate 140

Ensalada De Endivias Tomatillo Y Almendras 142

Bib Lechuga Ensalada De Almendras Y Tomate Cherry 143

Tomatillos De Espinacas Y Ensalada Vegana De Parmesano 145

Ensalada De Tomate Kale Y Queso Parmesano Vegano 146

Ensalada De Verduras Mixtas De Tomatillo Y Queso Ricotta Vegano 148

Ensalada De Escarola De Almendras Y Queso Ricotta Vegano 150

Ensalada De Endibias, Tomate Y Almendras 151

Ensalada De Espinacas, Calabacín Y Almendras 153

Ensalada De Kale, Pepino, Tomatillo Y Ricotta De Tofu 155

Ensalada De Verduras Mixtas, Almendras Y Ricotta De Tofu 157

Ensalada De Tomate Kale Y Queso Parmesano Vegano 159

Ensalada De Tomate Perifollo Y Queso Parmesano Vegano.......... 161

Bib Lechuga Tomatillo Y Tofu Ensalada De Queso Ricotta 163

Ensalada De Espinacas, Tomates Y Almendras 166

Ensalada vegana de tomate parmesano y repollo Napa................. 168

Ensalada De Achicoria, Tomatillo Y Almendras 169

Ensalada De Tomate Kale Y Queso Ricotta De Tofu...................... 171

Ensalada de tomates con repollo Napa y queso ricotta de tofu .. 173

Ensalada De Tomatillos De Hojas De Betabel Y Queso Vegano ... 174

Ensalada de lechuga romana súper simple 176

Ensalada De Lechuga Easy Bib 178

Ensalada Boston Fácil 179

Ensalada fácil de verduras mixtas 180

Ensalada De Lechuga Bib 181

Ensalada de lechuga Boston con glaseado balsámico 182

Ensalada De Escarola Sencilla 183

Ensalada De Verduras Mixtas... 184

Ensalada De Lechuga Boston Y Maní 185
Lechuga Boston con glaseado balsámico 186
Lechugas Bib con Vinagreta de Nueces 187
Lechuga Romana con Vinagreta de Avellanas 188
Ensalada De Verduras Mixtas Con Vinagreta De Almendras 189
Ensalada De Endibias Con Cacahuetes Y Vinagreta Balsámica 190
Lechugas Bib con Vinagreta de Anacardos 191
Ensalada De Lechuga Romana Con Vinagreta De Nueces 192
Ensalada De Verduras Mixtas Con Vinagreta De Almendras 193
Ensalada De Lechuga Romana Con Vinagreta De Anacardos 195
Ensalada De Escarola Con Vinagreta De Avellanas 196
Ensalada De Lechugas Bib Con Vinagreta De Maní 197
Ensalada De Lechuga Boston A La Parrilla 198
Ensalada De Lechuga Romana A La Parrilla 199
Ensalada De Lechuga Romana A La Parrilla Y Vinagreta De Anacardos 200
Ensalada De Lechuga Romana A La Parrilla Y Vinagreta De Almendras 201
Repollo Napa a la parrilla con vinagreta de anacardos 202
Ensalada de lechuga Boston a la parrilla y vinagreta de anacardos 203
Ensalada De Lechuga Romana A La Parrilla Y Aceitunas Verdes 204
Ensalada De Lechugas Bib A La Parrilla Y Aceitunas Verdes 205
Ensalada De Lechuga Romana A La Parrilla Y Alcaparras Verdes 206

Ensalada de lechuga romana y alcaparras a la parrilla 207

Ensalada Boston Asada Y Aceitunas Negras 208

Ensalada De Lechuga Romana A La Parrilla Y Aceitunas Kalamata 209

Lechuga Romana con Aceitunas Verdes y Vinagreta de Maní 210

Lechuga Romana Alcaparras Y Vinagreta De Almendras 211

Lechuga Boston Con Corazones De Alcachofa Y Vinagreta De Anacardos 212

Alcachofa y Corazones de Alcachofa con Glaseado de Balsámico 213

Alcachofas y Aceitunas Verdes con Vinagreta de Nueces 214

Lechuga Romana con Aceitunas Negras y Corazones de Alcachofa 215

Corazones de Alcachofas con Ensalada de Aceitunas Negras 216

Ensalada de lechuga Boston, aceitunas negras y corazón de alcachofa 217

Lechuga Romana con Corazón de Alcachofa y Ensalada de Vinagreta de Macadamia 218

Introducción

El veganismo es un tipo de dieta que se puede adaptar a cualquier edad y género. Las investigaciones han demostrado que seguir una dieta vegana puede ayudar a reducir los niveles de colesterol. También ayuda a la persona que hace dieta a evitar ciertos tipos de enfermedades como la diabetes tipo 2, enfermedades cardíacas, hipertensión y ciertos tipos de cáncer.

Como siempre, querrás comenzar gradualmente yendo paso a paso. La mayoría de las dietas fallan cuando la persona trata de hacer demasiado y espera demasiado demasiado pronto. La mejor manera de ponerse a dieta es dar pequeños pasos para ayudar a la persona que hace la dieta a adaptarse a este nuevo estilo de vida a largo plazo. Algunos de estos pasos incluyen eliminar la carne y cualquier producto animal una comida a la vez. También puedes evitar la carne para ciertas comidas del día.

Otro paso que puedes tomar en tu viaje hacia un estilo de vida vegano es salir con personas de ideas afines. Pasa tiempo con veganos en foros y especialmente en grupos. Esto te ayuda a aprender y adaptar las mejores prácticas, así como a compartir tus pensamientos y opiniones con otros veganos.

Mucha gente cree que los veganos carecen de variedad en su dieta debido a la ausencia de carne y productos lácteos. Nada mas lejos de la verdad. Tener una dieta vegana en realidad le permite a la persona experimentar una variedad más amplia de alimentos a medida que comienza a probar una amplia gama de frutas, verduras, granos, semillas y legumbres. Estos tipos de alimentos están llenos de micronutrientes y fibra que no están presentes en la carne y los productos lácteos.

A muchos también se les ha hecho creer que una dieta vegana carece de ciertos macronutrientes y minerales como proteínas y calcio; sin embargo, existe una variedad más amplia de vegetales y frijoles que podrían reemplazar fácilmente la carne y los productos lácteos. El tofu, por ejemplo, es rico en proteínas.

Espárragos a la Parrilla Pimiento Verde y Calabaza

Ingredientes de la marinada

1/4 taza de aceite de oliva virgen extra

2 cucharadas de miel

4 cucharaditas de vinagre balsámico

1 cucharadita de orégano seco

1 cucharadita de ajo en polvo

1/8 de cucharadita de granos de pimienta arcoiris

Sal marina

Ingredientes Vegetales

1 libra de espárragos frescos, cortados

3 zanahorias pequeñas, cortadas por la mitad a lo largo

1 pimiento verde dulce grande, cortado en tiras de 1 pulgada

1 calabaza de verano amarilla mediana, cortada en rodajas de 1/2 pulgada

1 cebolla amarilla mediana, cortada en gajos

Combina los ingredientes de la marinada.

Combine las 3 cucharadas de adobo y las verduras en una bolsa.

Marinar 1 1/2 horas a temperatura ambiente o toda la noche en el refrigerador.

Asa las verduras a fuego medio durante 8-12 minutos o hasta que estén tiernas.

Espolvorea la marinada restante.

Calabacín a la parrilla simple y cebollas rojas

Ingredientes

2 calabacines grandes, cortados a lo largo en rebanadas de ½ pulgada

2 cebollas rojas grandes, cortadas en aros de ½ pulgada pero no separe en aros individuales

2 cucharadas. aceite de oliva virgen extra

2 cucharadas. mezcla de aderezo ranchero

Cepille ligeramente cada lado de las verduras con aceite de oliva.

Sazone con la mezcla de aderezo ranch

Ase a la parrilla durante 4 minutos a fuego medio o hasta que estén tiernos.

Elotes simples a la parrilla y Portobello

Ingredientes

2 maíz grandes, cortados a lo largo

5 piezas Portobello, enjuagado y escurrido

Ingredientes de la marinada:

6 cucharadas aceite de oliva virgen extra

Sal marina, al gusto

3 cucharadas vinagre blanco destilado

1 cucharadita mostaza de Dijon

Marina la verdura con el aderezo o los ingredientes de la marinada durante 15 a 30 min.

Ase a la parrilla durante 4 minutos a fuego medio o hasta que la verdura esté tierna.

Berenjenas y calabacines marinados a la plancha

Ingredientes

2 berenjenas grandes, cortadas a lo largo y cortadas por la mitad

2 calabacines grandes, cortados a lo largo y cortados por la mitad

Ingredientes de la marinada:

6 cucharadas aceite de oliva virgen extra

Sal marina, al gusto

3 cucharadas vinagre blanco destilado

1 cucharadita mostaza de Dijon

Marina la verdura con el aderezo o los ingredientes de la marinada durante 15 a 30 min.

Ase a la parrilla durante 4 minutos a fuego medio o hasta que la verdura esté tierna.

Pimiento asado y brócolini

Ingredientes

2 pimientos morrones verdes, cortados por la mitad

10 floretes de brócolini

Ingredientes de la marinada:

6 cucharadas aceite de oliva virgen extra

Sal marina, al gusto

3 cucharadas vinagre blanco destilado

1 cucharadita mostaza de Dijon

Marina la verdura con el aderezo o los ingredientes de la marinada durante 15 a 30 min.

Ase a la parrilla durante 4 minutos a fuego medio o hasta que la verdura esté tierna.

Coliflor a la parrilla y coles de Bruselas

Ingredientes

10 floretes de coliflor

10 piezas Coles de Bruselas

Ingredientes de la marinada:

6 cucharadas aceite de oliva virgen extra

Sal marina, al gusto

3 cucharadas vinagre blanco destilado

1 cucharadita mostaza de Dijon

Marina la verdura con el aderezo o los ingredientes de la marinada durante 15 a 30 min.

Ase a la parrilla durante 4 minutos a fuego medio o hasta que la verdura esté tierna.

Maíz a la Plancha y Champiñones Crimini

Ingredientes

2 callos, cortados a lo largo

10 champiñones Crimini, enjuagados y escurridos

Ingredientes de la marinada:

6 cucharadas aceite de oliva virgen extra

Sal marina, al gusto

3 cucharadas vinagre blanco destilado

1 cucharadita mostaza de Dijon

Marina la verdura con el aderezo o los ingredientes de la marinada durante 15 a 30 min.

Ase a la parrilla durante 4 minutos a fuego medio o hasta que la verdura esté tierna.

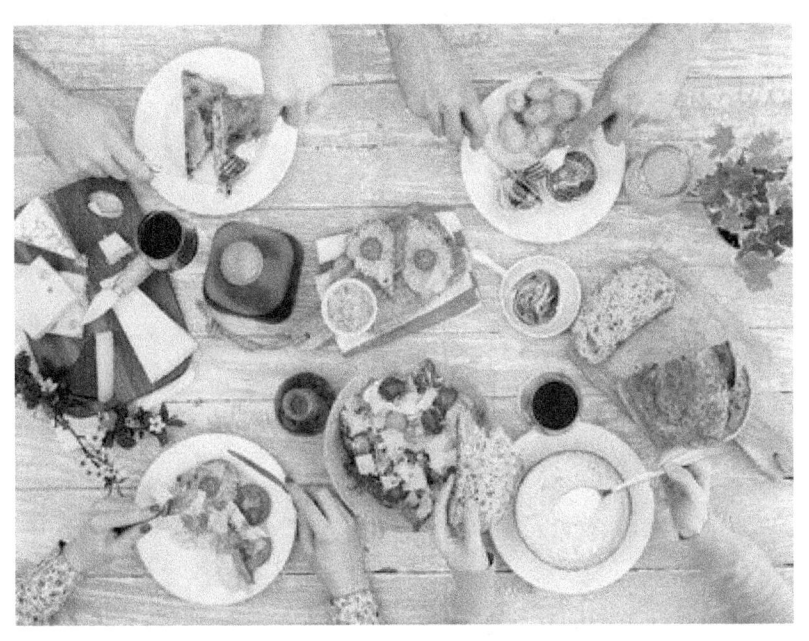

Berenjena a la plancha, calabacín y maíz

Ingredientes

2 berenjenas grandes, cortadas a lo largo y cortadas por la mitad

2 calabacines grandes, cortados a lo largo y cortados por la mitad

2 callos, cortados a lo largo

Ingredientes de la marinada:

6 cucharadas aceite de oliva virgen extra

Sal marina, al gusto

3 cucharadas vinagre blanco destilado

1 cucharadita mostaza de Dijon

Marina la verdura con el aderezo o los ingredientes de la marinada durante 15 a 30 min.

Ase a la parrilla durante 4 minutos a fuego medio o hasta que la verdura esté tierna.

Calabacín a la parrilla y piña

Ingredientes

2 calabacines grandes, cortados a lo largo en rebanadas de ½ pulgada

2 cebollas rojas grandes, cortadas en aros de ½ pulgada pero no separe en aros individuales

1 piña mediana, cortada en rodajas de 1/2 pulgada

10 judías verdes

Ingredientes de la marinada:

6 cucharadas aceite de oliva virgen extra

Sal marina, al gusto

3 cucharadas vinagre blanco destilado

1 cucharadita mostaza de Dijon

Marina la verdura con el aderezo o los ingredientes de la marinada durante 15 a 30 min.

Ase a la parrilla durante 4 minutos a fuego medio o hasta que la verdura esté tierna.

Portobello y espárragos a la parrilla

Ingredientes

3 piezas. Portobello, enjuagado y escurrido

2 piezas Berenjenas, cortadas a lo largo y cortadas por la mitad

2 piezas Calabacín, cortado a lo largo y cortado por la mitad

6 piezas Espárragos

Ingredientes de la marinada:

6 cucharadas aceite de oliva virgen extra

Sal marina, al gusto

3 cucharadas vinagre blanco destilado

1 cucharadita mostaza de Dijon

Marina la verdura con el aderezo o los ingredientes de la marinada durante 15 a 30 min.

Ase a la parrilla durante 4 minutos a fuego medio o hasta que la verdura esté tierna.

Receta simple de verduras a la parrilla

Ingredientes

3 piezas. Portobello, enjuagado y escurrido

2 piezas Berenjenas, cortadas a lo largo y cortadas por la mitad

2 piezas Calabacín, cortado a lo largo y cortado por la mitad

6 piezas Espárragos

Ingredientes del aderezo

6 cucharadas aceite de oliva virgen extra

Sal marina, al gusto

3 cucharadas vinagre de sidra de manzana

1 cucharada. Miel

1 cucharadita mayonesa sin huevo

Marina la verdura con el aderezo o los ingredientes de la marinada durante 15 a 30 min.

Ase a la parrilla durante 4 minutos a fuego medio o hasta que la verdura esté tierna.

Berenjena japonesa a la parrilla y champiñones shitake

Ingredientes

Callos, cortados a lo largo

2 piezas Berenjena japonesa, cortada a lo largo y cortada por la mitad

Hongos shitake, enjuagados y escurridos

Ingredientes del aderezo

6 cucharadas aceite de oliva

Sal marina, al gusto

3 cucharadas vinagre de vino blanco

1 cucharadita mayonesa sin huevo

Marina la verdura con el aderezo o los ingredientes de la marinada durante 15 a 30 min.

Ase a la parrilla durante 4 minutos a fuego medio o hasta que la verdura esté tierna.

Berenjena japonesa a la parrilla y brócolini

Ingredientes

2 pimientos morrones verdes, cortados por la mitad

10 floretes de brócolini

2 piezas Berenjena japonesa, cortada a lo largo y cortada por la mitad

Ingredientes del aderezo

6 cucharadas aceite de sésamo

Sal marina, al gusto

3 cucharadas vinagre blanco destilado

1 cucharadita mayonesa sin huevo

Marina la verdura con el aderezo o los ingredientes de la marinada durante 15 a 30 min.

Ase a la parrilla durante 4 minutos a fuego medio o hasta que la verdura esté tierna.

Coliflor a la parrilla y coles de Bruselas

Ingredientes

10 floretes de coliflor

10 piezas Coles de Bruselas

Ingredientes del aderezo

6 cucharadas aceite de sésamo

Sal marina, al gusto

3 cucharadas vinagre blanco destilado

1 cucharadita mayonesa sin huevo

Marina la verdura con el aderezo o los ingredientes de la marinada durante 15 a 30 min.

Ase a la parrilla durante 4 minutos a fuego medio o hasta que la verdura esté tierna.

Receta japonesa a la parrilla y coliflor con glaseado balsámico

Ingredientes

2 pimientos verdes, cortados por la mitad a lo largo

10 flores de coliflor

2 piezas Berenjena japonesa, cortada a lo largo y cortada por la mitad

Ingredientes del aderezo

6 cucharadas aceite de oliva virgen extra

Sal marina, al gusto

3 cucharadas Vinagre balsámico

1 cucharadita mostaza de Dijon

Marina la verdura con el aderezo o los ingredientes de la marinada durante 15 a 30 min.

Ase a la parrilla durante 4 minutos a fuego medio o hasta que la verdura esté tierna.

Receta simple de verduras a la parrilla

Ingredientes

2 berenjenas grandes, cortadas a lo largo y cortadas por la mitad

1 calabacín grande, cortado a lo largo y cortado por la mitad

5 flores de brócoli

Ingredientes de la marinada:

6 cucharadas aceite de oliva virgen extra

Sal marina, al gusto

3 cucharadas vinagre blanco destilado

1 cucharadita mostaza de Dijon

Marina la verdura con el aderezo o los ingredientes de la marinada durante 15 a 30 min.

Ase a la parrilla durante 4 minutos a fuego medio o hasta que la verdura esté tierna.

Berenjenas a la parrilla y pimientos verdes

Ingredientes

2 pimientos morrones verdes, cortados por la mitad

10 floretes de brócolini

2 piezas Berenjenas, cortadas a lo largo y cortadas por la mitad

Ingredientes del aderezo

6 cucharadas aceite de oliva

Sal marina, al gusto

3 cucharadas vinagre de vino blanco

1 cucharadita Mostaza inglesa

Marina la verdura con el aderezo o los ingredientes de la marinada durante 15 a 30 min.

Ase a la parrilla durante 4 minutos a fuego medio o hasta que la verdura esté tierna.

Espárragos portobello a la parrilla y judías verdes con vinagreta de sidra de manzana

Ingredientes

3 piezas. Portobello, enjuagado y escurrido

2 piezas Berenjenas, cortadas a lo largo y cortadas por la mitad

2 piezas Calabacín, cortado a lo largo y cortado por la mitad

6 piezas Espárragos

1 piña mediana, cortada en rodajas de 1/2 pulgada

10 judías verdes

Ingredientes del aderezo

6 cucharadas aceite de oliva virgen extra

Sal marina, al gusto

3 cucharadas vinagre de sidra de manzana

1 cucharada. Miel

1 cucharadita mayonesa sin huevo

Marina la verdura con el aderezo o los ingredientes de la marinada durante 15 a 30 min.

Ase a la parrilla durante 4 minutos a fuego medio o hasta que la verdura esté tierna.

Frijoles a la parrilla y champiñones portobello

Ingredientes

Callos, cortados a lo largo

5 piezas Hongos portobello, enjuagados y escurridos

10 judías verdes

Ingredientes del aderezo

6 cucharadas aceite de oliva

Sal marina, al gusto

3 cucharadas vinagre de vino blanco

1 cucharadita mayonesa sin huevo

Marina la verdura con el aderezo o los ingredientes de la marinada durante 15 a 30 min.

Ase a la parrilla durante 4 minutos a fuego medio o hasta que la verdura esté tierna.

Coles de Bruselas y judías verdes

Ingredientes

10 floretes de coliflor

10 piezas Coles de Bruselas

10 judías verdes

Ingredientes del aderezo

6 cucharadas aceite de oliva

Sal marina, al gusto

3 cucharadas vinagre de vino blanco

1 cucharadita mayonesa sin huevo

Marina la verdura con el aderezo o los ingredientes de la marinada durante 15 a 30 min.

Ase a la parrilla durante 4 minutos a fuego medio o hasta que la verdura esté tierna.

Calabacín y Cebolla en Aderezo Ranch

Ingredientes

2 calabacines grandes, cortados a lo largo en rebanadas de ½ pulgada

2 cebollas rojas grandes, cortadas en aros de ½ pulgada pero no separe en aros individuales

2 cucharadas. aceite de oliva virgen extra

2 cucharadas. mezcla de aderezo ranchero

Marina la verdura con el aderezo o los ingredientes de la marinada durante 15 a 30 min.

Ase a la parrilla durante 4 minutos a fuego medio o hasta que la verdura esté tierna.

Judías verdes a la parrilla y piña en vinagreta balsámica

Ingredientes

1 piña mediana, cortada en rodajas de 1/2 pulgada

10 judías verdes

Ingredientes del aderezo

6 cucharadas aceite de oliva virgen extra

Sal marina, al gusto

3 cucharadas Vinagre balsámico

1 cucharadita mostaza de Dijon

Marina la verdura con el aderezo o los ingredientes de la marinada durante 15 a 30 min.

Ase a la parrilla durante 4 minutos a fuego medio o hasta que la verdura esté tierna.

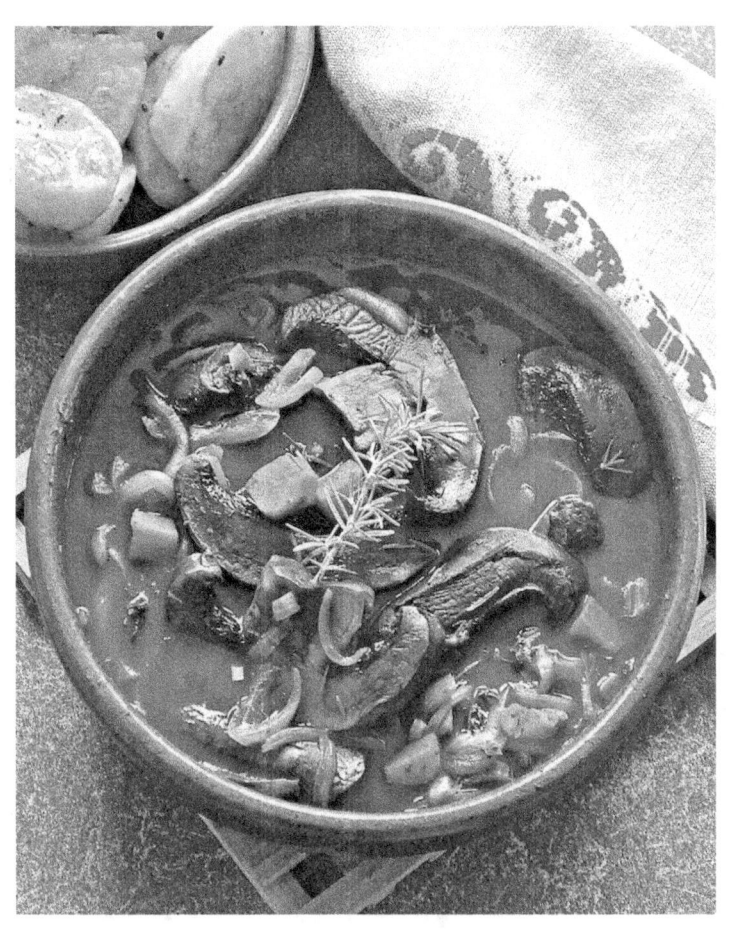

Broccolini y berenjenas a la parrilla

Ingredientes

1 berenjena grande, cortada a lo largo y cortada por la mitad

1 calabacín grande, cortado a lo largo y cortado por la mitad

10 judías verdes

10 floretes de brócolini

Ingredientes de la marinada:

6 cucharadas aceite de oliva virgen extra

Sal marina, al gusto

3 cucharadas vinagre blanco destilado

1 cucharadita mostaza de Dijon

Marina la verdura con el aderezo o los ingredientes de la marinada durante 15 a 30 min.

Ase a la parrilla durante 4 minutos a fuego medio o hasta que la verdura esté tierna.

Brócolini a la parrilla y pimientos verdes

Ingredientes

2 pimientos morrones verdes, cortados por la mitad

8 flores de brócolini

Ingredientes del aderezo

6 cucharadas aceite de sésamo

Sal marina, al gusto

3 cucharadas vinagre blanco destilado

1 cucharadita mayonesa sin huevo

Marina la verdura con el aderezo o los ingredientes de la marinada durante 15 a 30 min.

Ase a la parrilla durante 4 minutos a fuego medio o hasta que la verdura esté tierna.

Calabacines y zanahorias a la parrilla

Ingredientes

2 calabacines grandes, cortados a lo largo en rebanadas de ½ pulgada

1 cebolla morada grande, cortada en aros de ½ pulgada pero no separe en aros individuales

1 zanahoria grande, pelada y cortada a lo largo

Ingredientes del aderezo

6 cucharadas aceite de oliva

Sal marina, al gusto

3 cucharadas vinagre de vino blanco

1 cucharadita Mostaza inglesa

Marina la verdura con el aderezo o los ingredientes de la marinada durante 15 a 30 min.

Ase a la parrilla durante 4 minutos a fuego medio o hasta que la verdura esté tierna.

Champiñones Portobello a la parrilla en vinagreta de sidra de manzana

Ingredientes

Callos, cortados a lo largo

5 piezas Hongos portobello, enjuagados y escurridos

Ingredientes del aderezo

6 cucharadas aceite de oliva virgen extra

Sal marina, al gusto

3 cucharadas vinagre de sidra de manzana

1 cucharada. Miel

1 cucharadita mayonesa sin huevo

Marina la verdura con el aderezo o los ingredientes de la marinada durante 15 a 30 min.

Ase a la parrilla durante 4 minutos a fuego medio o hasta que la verdura esté tierna.

Zanahorias a la parrilla con coles de Bruselas

Ingredientes

10 floretes de coliflor

10 piezas Coles de Bruselas

1 zanahoria grande, pelada y cortada a lo largo

Ingredientes del aderezo

6 cucharadas aceite de oliva

Sal marina, al gusto

3 cucharadas vinagre de vino blanco

1 cucharadita mayonesa sin huevo

Marina la verdura con el aderezo o los ingredientes de la marinada durante 15 a 30 min.

Ase a la parrilla durante 4 minutos a fuego medio o hasta que la verdura esté tierna.

Receta de chirivía y calabacín a la parrilla

Ingredientes

1 chirivía grande, pelada y cortada a lo largo

1 calabacín grande, cortado a lo largo en rebanadas de ½ pulgada

2 cebollas rojas grandes, cortadas en aros de ½ pulgada pero no separe en aros individuales

Ingredientes de la marinada:

6 cucharadas aceite de oliva virgen extra

Sal marina, al gusto

3 cucharadas vinagre blanco destilado

1 cucharadita mostaza de Dijon

Marina la verdura con el aderezo o los ingredientes de la marinada durante 15 a 30 min.

Ase a la parrilla durante 4 minutos a fuego medio o hasta que la verdura esté tierna.

Nabo a la plancha en vinagreta oriental

Ingredientes

1 nabo grande, pelado y cortado a lo largo

2 pimientos morrones verdes, cortados por la mitad

10 floretes de brócolini

Ingredientes del aderezo

6 cucharadas aceite de sésamo

Sal marina, al gusto

3 cucharadas vinagre blanco destilado

1 cucharadita mayonesa sin huevo

Marina la verdura con el aderezo o los ingredientes de la marinada durante 15 a 30 min.

Ase a la parrilla durante 4 minutos a fuego medio o hasta que la verdura esté tierna.

Zanahoria a la Plancha, Nabo y Portobello con Glaseado Balsámico

Ingredientes

1 zanahoria grande, pelada y cortada a lo largo

1 nabo grande, pelado y cortado a lo largo

1 maíz, cortado a lo largo

2 piezas Hongos portobello, enjuagados y escurridos

Ingredientes del aderezo

6 cucharadas aceite de oliva virgen extra

Sal marina, al gusto

3 cucharadas Vinagre balsámico

1 cucharadita mostaza de Dijon

Marina la verdura con el aderezo o los ingredientes de la marinada durante 15 a 30 min.

Ase a la parrilla durante 4 minutos a fuego medio o hasta que la verdura esté tierna.

Calabacines y mangos a la parrilla

Ingredientes

2 calabacines grandes, cortados a lo largo y cortados por la mitad

2 mangos grandes, cortados a lo largo y sin hueso

Ingredientes del aderezo

6 cucharadas aceite de sésamo

Sal marina, al gusto

3 cucharadas vinagre blanco destilado

1 cucharadita mayonesa sin huevo

Marina la verdura con el aderezo o los ingredientes de la marinada durante 15 a 30 min.

Ase a la parrilla durante 4 minutos a fuego medio o hasta que la verdura esté tierna.

Para el mango, asa solo hasta que comiences a ver las marcas marrones de la parrilla.

Maíz tierno y judías verdes a la parrilla

Ingredientes

½ taza de maíz tierno

1 piña mediana, cortada en rodajas de 1/2 pulgada

10 judías verdes

2 cebollas rojas grandes, cortadas en aros de ½ pulgada pero no separe en aros individuales

Ingredientes del aderezo

6 cucharadas aceite de oliva

Sal marina, al gusto

3 cucharadas vinagre de vino blanco

1 cucharadita Mostaza inglesa

Marina la verdura con el aderezo o los ingredientes de la marinada durante 15 a 30 min.

Ase a la parrilla durante 4 minutos a fuego medio o hasta que la verdura esté tierna.

Corazones De Alcachofa A La Parrilla Y Coles De Bruselas

Ingredientes

½ taza de corazones de alcachofa enlatados

5 flores de brócoli

10 piezas Coles de Bruselas

Ingredientes del aderezo

6 cucharadas aceite de oliva

Sal marina, al gusto

3 cucharadas vinagre de vino blanco

1 cucharadita mayonesa sin huevo

Marina la verdura con el aderezo o los ingredientes de la marinada durante 15 a 30 min.

Ase a la parrilla durante 4 minutos a fuego medio o hasta que la verdura esté tierna.

Grilles pimientos brócolini y coles de Bruselas con glaseado de sidra de miel y manzana

Ingredientes

10 floretes de brócolini

½ taza de corazones de alcachofa enlatados

10 coles de bruselas

Ingredientes del aderezo

6 cucharadas aceite de oliva virgen extra

Sal marina, al gusto

3 cucharadas vinagre de sidra de manzana

1 cucharada. Miel

1 cucharadita mayonesa sin huevo

Marina la verdura con el aderezo o los ingredientes de la marinada durante 15 a 30 min.

Ase a la parrilla durante 4 minutos a fuego medio o hasta que la verdura esté tierna.

Surtido de pimientos a la parrilla con floretes de brócolini
Receta

Ingredientes

1 pimiento verde, cortado por la mitad

1 pimiento amarillo, cortado por la mitad

1 pimiento rojo, cortado por la mitad

10 floretes de brócolini

Ingredientes de la marinada:

6 cucharadas aceite de oliva virgen extra

Sal marina, al gusto

3 cucharadas vinagre blanco destilado

1 cucharadita mostaza de Dijon

Marina la verdura con el aderezo o los ingredientes de la marinada durante 15 a 30 min.

Ase a la parrilla durante 4 minutos a fuego medio o hasta que la verdura esté tierna.

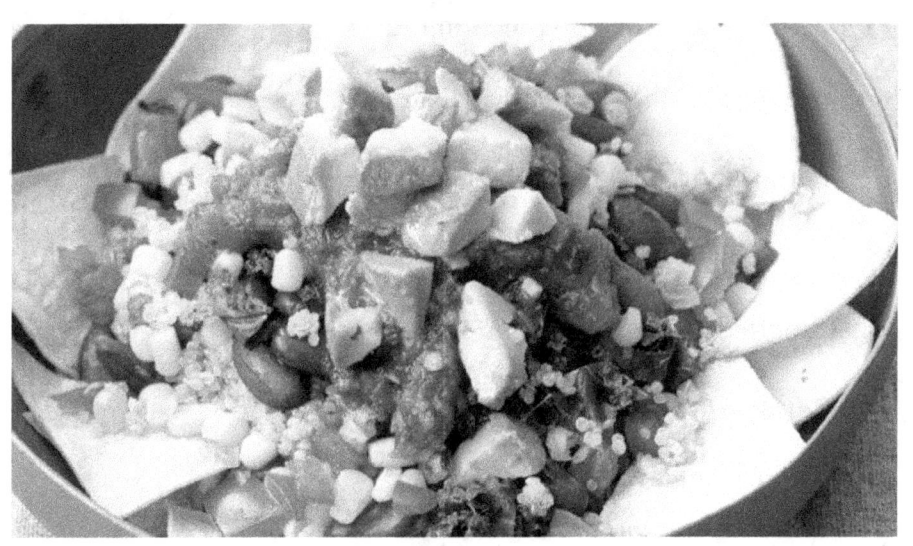

Berenjena a la parrilla, calabacín con pimientos variados

Ingredientes

1 berenjena pequeña, cortada a lo largo y cortada por la mitad

1 calabacín pequeño, cortado a lo largo y cortado por la mitad

1 pimiento verde, cortado por la mitad

1 pimiento amarillo, cortado por la mitad

1 pimiento rojo, cortado por la mitad

Ingredientes del aderezo

6 cucharadas aceite de sésamo

Sal marina, al gusto

3 cucharadas vinagre blanco destilado

1 cucharadita mayonesa sin huevo

Marina la verdura con el aderezo o los ingredientes de la marinada durante 15 a 30 min.

Ase a la parrilla durante 4 minutos a fuego medio o hasta que la verdura esté tierna.

Portobello a la parrilla y cebolla roja

Ingredientes

1 maíz, cortado a lo largo

5 piezas Hongos portobello, enjuagados y escurridos

1 cebolla roja mediana, cortada en aros de ½ pulgada pero no separe en aros individuales

Ingredientes del aderezo

6 cucharadas aceite de oliva virgen extra

Sal marina, al gusto

3 cucharadas Vinagre balsámico

1 cucharadita mostaza de Dijon

Marina la verdura con el aderezo o los ingredientes de la marinada durante 15 a 30 min.

Ase a la parrilla durante 4 minutos a fuego medio o hasta que la verdura esté tierna.

Maíz a la parrilla y cebollas rojas

Ingredientes

2 calabacines grandes, cortados a lo largo en rebanadas de ½ pulgada

2 cebollas rojas grandes, cortadas en aros de ½ pulgada pero no separe en aros individuales

1 maíz, cortado a lo largo

Ingredientes del aderezo

6 cucharadas aceite de sésamo

Sal marina, al gusto

3 cucharadas vinagre blanco destilado

1 cucharadita mayonesa sin huevo

Marina la verdura con el aderezo o los ingredientes de la marinada durante 15 a 30 min.

Ase a la parrilla durante 4 minutos a fuego medio o hasta que la verdura esté tierna.

Coles De Bruselas A La Parrilla Coliflor Y Espárragos

Ingredientes

10 floretes de coliflor

5 piezas Coles de Bruselas

6 piezas Espárragos

Ingredientes del aderezo

6 cucharadas aceite de oliva

Sal marina, al gusto

3 cucharadas vinagre de vino blanco

1 cucharadita Mostaza inglesa

Marina la verdura con el aderezo o los ingredientes de la marinada durante 15 a 30 min.

Ase a la parrilla durante 4 minutos a fuego medio o hasta que la verdura esté tierna.

Berenjenas De Calabacín A La Parrilla Portobello Y Espárragos

Ingredientes

3 piezas. Portobello, enjuagado y escurrido

2 piezas Berenjenas, cortadas a lo largo y cortadas por la mitad

2 piezas Calabacín, cortado a lo largo y cortado por la mitad

6 piezas Espárragos

Ingredientes del aderezo

6 cucharadas aceite de sésamo

Sal marina, al gusto

3 cucharadas vinagre blanco destilado

1 cucharadita mayonesa sin huevo

Marina la verdura con el aderezo o los ingredientes de la marinada durante 15 a 30 min.

Ase a la parrilla durante 4 minutos a fuego medio o hasta que la verdura esté tierna.

Receta de pimiento verde asado, brócolini y espárragos

Ingredientes

2 pimientos morrones verdes, cortados por la mitad

5 floretes de brócolini

6 piezas Espárragos

Ingredientes del aderezo

6 cucharadas aceite de oliva virgen extra

Sal marina, al gusto

3 cucharadas vinagre de sidra de manzana

1 cucharada. Miel

1 cucharadita mayonesa sin huevo

Marina la verdura con el aderezo o los ingredientes de la marinada durante 15 a 30 min.

Ase a la parrilla durante 4 minutos a fuego medio o hasta que la verdura esté tierna.

Hongos portobello y calabacines a la parrilla

Ingredientes

2 calabacines grandes, cortados a lo largo en rebanadas de ½ pulgada

2 cebollas rojas grandes, cortadas en aros de ½ pulgada pero no separe en aros individuales

2 champiñones portobello, cortados por la mitad

Ingredientes de la marinada:

6 cucharadas aceite de oliva virgen extra

Sal marina, al gusto

3 cucharadas vinagre blanco destilado

1 cucharadita mostaza de Dijon

Marina la verdura con el aderezo o los ingredientes de la marinada durante 15 a 30 min.

Ase a la parrilla durante 4 minutos a fuego medio o hasta que la verdura esté tierna.

Espárragos a la parrilla, piña y judías verdes

Ingredientes

10 floretes de brócolini

10 piezas Espárragos

1 piña mediana, cortada en rodajas de 1/2 pulgada

10 judías verdes

Ingredientes del aderezo

6 cucharadas aceite de sésamo

Sal marina, al gusto

3 cucharadas vinagre blanco destilado

1 cucharadita mayonesa sin huevo

Marina la verdura con el aderezo o los ingredientes de la marinada durante 15 a 30 min.

Ase a la parrilla durante 4 minutos a fuego medio o hasta que la verdura esté tierna.

Judías verdes y berenjenas a la parrilla

Ingredientes

2 berenjenas grandes, cortadas a lo largo y cortadas por la mitad

2 calabacines grandes, cortados a lo largo y cortados por la mitad

10 judías verdes

Ingredientes del aderezo

6 cucharadas aceite de oliva virgen extra

Sal marina, al gusto

3 cucharadas Vinagre balsámico

1 cucharadita mostaza de Dijon

Marina la verdura con el aderezo o los ingredientes de la marinada durante 15 a 30 min.

Ase a la parrilla durante 4 minutos a fuego medio o hasta que la verdura esté tierna.

Espárragos a la parrilla y brócolini

Ingredientes

Callos, cortados a lo largo

5 piezas Hongos portobello, enjuagados y escurridos

8 piezas Espárragos

Ingredientes del aderezo

6 cucharadas aceite de sésamo

Sal marina, al gusto

3 cucharadas vinagre blanco destilado

1 cucharadita mayonesa sin huevo

Marina la verdura con el aderezo o los ingredientes de la marinada durante 15 a 30 min.

Ase a la parrilla durante 4 minutos a fuego medio o hasta que la verdura esté tierna.

Coliflor a la parrilla y coles de Bruselas

Ingredientes

10 floretes de coliflor

10 piezas Coles de Bruselas

10 floretes de brócolini

10 piezas Espárragos

Ingredientes del aderezo

6 cucharadas aceite de oliva

Sal marina, al gusto

3 cucharadas vinagre de vino blanco

1 cucharadita Mostaza inglesa

Marina la verdura con el aderezo o los ingredientes de la marinada durante 15 a 30 min.

Ase a la parrilla durante 4 minutos a fuego medio o hasta que la verdura esté tierna.

Floretes de brócoli y broccolini a la parrilla

Ingredientes

2 pimientos morrones verdes, cortados por la mitad

5 floretes de brócolini

5 flores de brócoli

Ingredientes del aderezo

6 cucharadas aceite de sésamo

Sal marina, al gusto

3 cucharadas vinagre blanco destilado

1 cucharadita mayonesa sin huevo

Marina la verdura con el aderezo o los ingredientes de la marinada durante 15 a 30 min.

Ase a la parrilla durante 4 minutos a fuego medio o hasta que la verdura esté tierna.

Calabacines a la parrilla Cebollas rojas Broccolini Floretes y espárragos

Ingredientes

2 calabacines grandes, cortados a lo largo en rebanadas de ½ pulgada

2 cebollas rojas grandes, cortadas en aros de ½ pulgada pero no separe en aros individuales

10 floretes de brócolini

10 piezas Espárragos

Ingredientes del aderezo

6 cucharadas aceite de oliva virgen extra

Sal marina, al gusto

3 cucharadas vinagre de sidra de manzana

1 cucharada. Miel

1 cucharadita mayonesa sin huevo

Marina la verdura con el aderezo o los ingredientes de la marinada durante 15 a 30 min.

Ase a la parrilla durante 4 minutos a fuego medio o hasta que la verdura esté tierna.

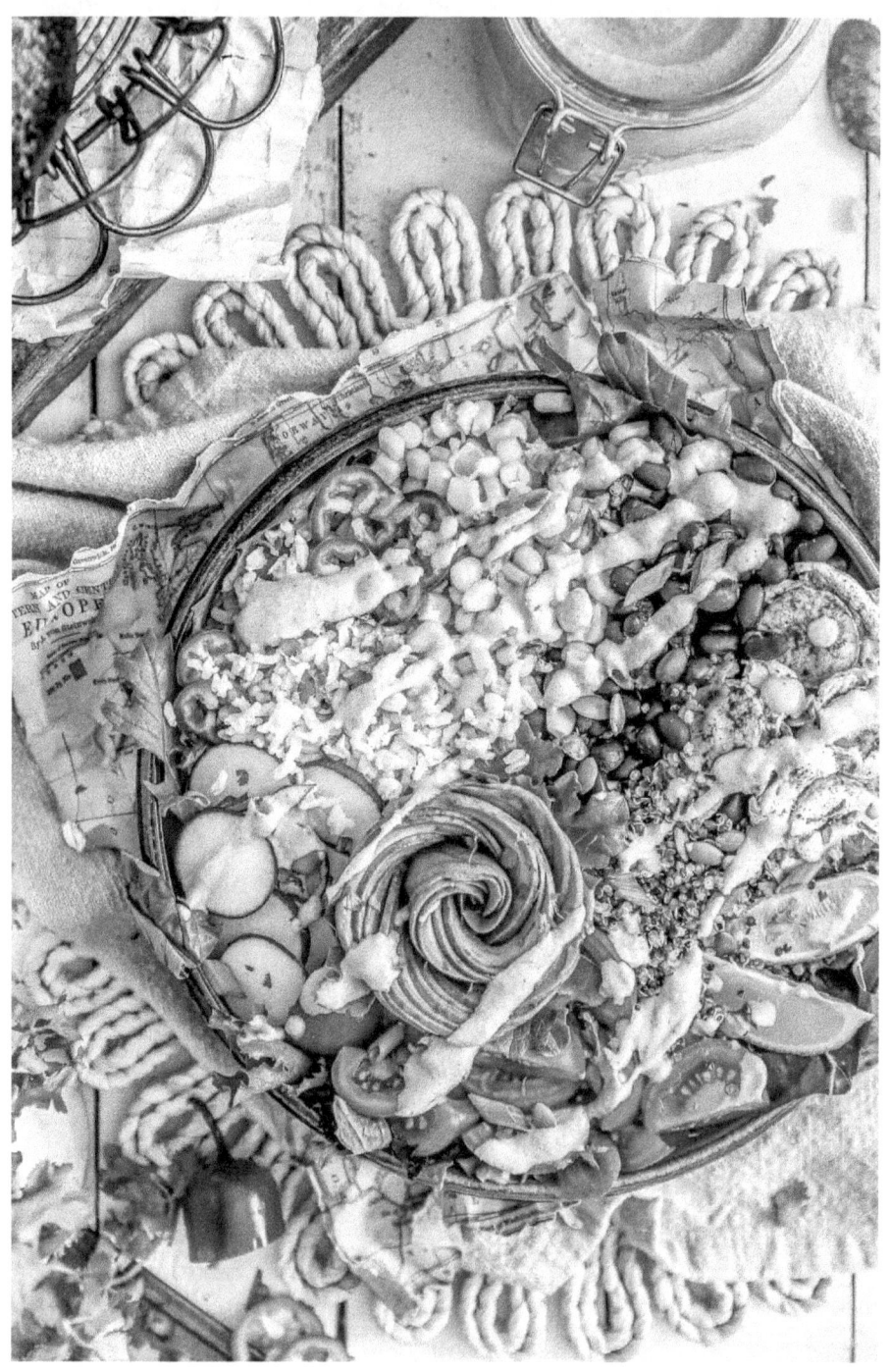

Judías Verdes A La Parrilla Espárragos Broccolini Floretes Y Piña

Ingredientes

10 floretes de brócolini

10 piezas Espárragos

1 piña mediana, cortada en rodajas de 1/2 pulgada

10 judías verdes

Ingredientes de la marinada:

6 cucharadas aceite de oliva virgen extra

Sal marina, al gusto

3 cucharadas vinagre blanco destilado

1 cucharadita mostaza de Dijon

Marina la verdura con el aderezo o los ingredientes de la marinada durante 15 a 30 min.

Ase a la parrilla durante 4 minutos a fuego medio o hasta que la verdura esté tierna.

Frijoles edamame a la parrilla

Ingredientes

10 frijoles edamames

10 floretes de coliflor

10 piezas Coles de Bruselas

Ingredientes del aderezo

6 cucharadas aceite de oliva

Sal marina, al gusto

3 cucharadas vinagre de vino blanco

1 cucharadita mayonesa sin huevo

Marina la verdura con el aderezo o los ingredientes de la marinada durante 15 a 30 min.

Ase a la parrilla durante 4 minutos a fuego medio o hasta que la verdura esté tierna.

Okra a la parrilla, calabacín y cebollas rojas

Ingredientes

5 piezas Okra

2 calabacines grandes, cortados a lo largo en rebanadas de ½ pulgada

2 cebollas rojas grandes, cortadas en aros de ½ pulgada pero no separe en aros individuales

Ingredientes del aderezo

6 cucharadas aceite de oliva virgen extra

Sal marina, al gusto

3 cucharadas Vinagre balsámico

1 cucharadita mostaza de Dijon

Marina la verdura con el aderezo o los ingredientes de la marinada durante 15 a 30 min.

Ase a la parrilla durante 4 minutos a fuego medio o hasta que la verdura esté tierna.

Chirivía y calabacín a la parrilla

Ingredientes

1 chirivía grande, cortada a lo largo

2 calabacines grandes, cortados a lo largo en rebanadas de ½ pulgada

2 cebollas rojas grandes, cortadas en aros de ½ pulgada pero no separe en aros individuales

2 cucharadas. aceite de oliva virgen extra

2 cucharadas. mezcla de aderezo ranchero

Marina la verdura con el aderezo o los ingredientes de la marinada durante 15 a 30 min.

Ase a la parrilla durante 4 minutos a fuego medio o hasta que la verdura esté tierna.

Chirivía a la parrilla y okra

Ingredientes

1 chirivía grande, cortada a lo largo

5 piezas Okra

2 berenjenas grandes, cortadas a lo largo y cortadas por la mitad

2 calabacines grandes, cortados a lo largo y cortados por la mitad

Ingredientes del aderezo

6 cucharadas aceite de oliva

Sal marina, al gusto

3 cucharadas vinagre de vino blanco

1 cucharadita Mostaza inglesa

Marina la verdura con el aderezo o los ingredientes de la marinada durante 15 a 30 min.

Ase a la parrilla durante 4 minutos a fuego medio o hasta que la verdura esté tierna.

Brócoli a la parrilla Chirivía Quimbombó y espárragos

Ingredientes

5 floretes de brócolini

1 chirivía grande, cortada a lo largo

5 piezas Okra

3 piezas. Espárragos

Callos, cortados a lo largo

2 piezas Hongos portobello, enjuagados y escurridos

Ingredientes de la marinada:

6 cucharadas aceite de oliva virgen extra

Sal marina, al gusto

3 cucharadas vinagre blanco destilado

1 cucharadita mostaza de Dijon

Marina la verdura con el aderezo o los ingredientes de la marinada durante 15 a 30 min.

Ase a la parrilla durante 4 minutos a fuego medio o hasta que la verdura esté tierna.

Nabos y pimientos asados

Ingredientes

1 nabo grande, cortado a lo largo

2 pimientos morrones verdes, cortados por la mitad

10 floretes de brócolini

Ingredientes del aderezo

6 cucharadas aceite de oliva virgen extra

Sal marina, al gusto

3 cucharadas vinagre de sidra de manzana

1 cucharada. Miel

1 cucharadita mayonesa sin huevo

Marina la verdura con el aderezo o los ingredientes de la marinada durante 15 a 30 min.

Ase a la parrilla durante 4 minutos a fuego medio o hasta que la verdura esté tierna.

Coliflor a la parrilla y brócolini

Ingredientes

10 floretes de coliflor

10 piezas Coles de Bruselas

10 floretes de brócolini

10 piezas Espárragos

Ingredientes del aderezo

6 cucharadas aceite de sésamo

Sal marina, al gusto

3 cucharadas vinagre blanco destilado

1 cucharadita mayonesa sin huevo

Marina la verdura con el aderezo o los ingredientes de la marinada durante 15 a 30 min.

Ase a la parrilla durante 4 minutos a fuego medio o hasta que la verdura esté tierna.

Nabo y piña a la plancha

Ingredientes

1 nabo grande, cortado a lo largo

1 piña mediana, cortada en rodajas de 1/2 pulgada

10 judías verdes

Ingredientes del aderezo

6 cucharadas aceite de sésamo

Sal marina, al gusto

3 cucharadas vinagre blanco destilado

1 cucharadita mayonesa sin huevo

Marina la verdura con el aderezo o los ingredientes de la marinada durante 15 a 30 min.

Ase a la parrilla durante 4 minutos a fuego medio o hasta que la verdura esté tierna.

Chirivía y calabacín a la parrilla

Ingredientes

1 chirivía grande, cortada a lo largo

2 calabacines grandes, cortados a lo largo en rebanadas de ½ pulgada

2 cebollas rojas grandes, cortadas en aros de ½ pulgada pero no separe en aros individuales

Ingredientes del aderezo

6 cucharadas aceite de oliva

Sal marina, al gusto

3 cucharadas vinagre de vino blanco

1 cucharadita mayonesa sin huevo

Marina la verdura con el aderezo o los ingredientes de la marinada durante 15 a 30 min.

Ase a la parrilla durante 4 minutos a fuego medio o hasta que la verdura esté tierna.

Nabo a la Plancha Cebollas Rojas y Chirivía

Ingredientes

1 nabo grande, cortado a lo largo

1 chirivía grande, cortada a lo largo

1 calabacín grande, cortado a lo largo en rebanadas de ½ pulgada

2 cebollas rojas pequeñas, cortadas en aros de ½ pulgada pero no separe en aros individuales

Ingredientes del aderezo

6 cucharadas aceite de oliva virgen extra

Sal marina, al gusto

3 cucharadas Vinagre balsámico

1 cucharadita mostaza de Dijon

Marina la verdura con el aderezo o los ingredientes de la marinada durante 15 a 30 min.

Ase a la parrilla durante 4 minutos a fuego medio o hasta que la verdura esté tierna.

Zanahoria a la plancha, chirivía y brócolini

Ingredientes

1 zanahoria grande, cortada a lo largo

1 chirivía grande, cortada a lo largo

10 floretes de brócolini

10 piezas Espárragos

10 judías verdes

Ingredientes del aderezo

6 cucharadas aceite de oliva

Sal marina, al gusto

3 cucharadas vinagre de vino blanco

1 cucharadita Mostaza inglesa

Marina la verdura con el aderezo o los ingredientes de la marinada durante 15 a 30 min.

Ase a la parrilla durante 4 minutos a fuego medio o hasta que la verdura esté tierna.

Floretes De Espárragos A La Parrilla Y Brócolini

Ingredientes

10 floretes de brócolini

10 piezas Espárragos

Callos, cortados a lo largo

5 piezas Hongos portobello, enjuagados y escurridos

Ingredientes de la marinada:

6 cucharadas aceite de oliva virgen extra

Sal marina, al gusto

3 cucharadas vinagre blanco destilado

1 cucharadita mostaza de Dijon

Marina la verdura con el aderezo o los ingredientes de la marinada durante 15 a 30 min.

Ase a la parrilla durante 4 minutos a fuego medio o hasta que la verdura esté tierna.

Coliflor a la parrilla y maíz tierno

Ingredientes

10 floretes de coliflor

½ taza de maíz tierno enlatado

10 piezas Coles de Bruselas

Ingredientes del aderezo

6 cucharadas aceite de oliva virgen extra

Sal marina, al gusto

3 cucharadas vinagre de sidra de manzana

1 cucharada. Miel

1 cucharadita mayonesa sin huevo

Marina la verdura con el aderezo o los ingredientes de la marinada durante 15 a 30 min.

Ase a la parrilla durante 4 minutos a fuego medio o hasta que la verdura esté tierna.

Corazones de alcachofa a la parrilla y floretes de broccolini

Ingredientes

½ taza de corazones de alcachofa enlatados

10 floretes de brócolini

Ingredientes del aderezo

6 cucharadas aceite de sésamo

Sal marina, al gusto

3 cucharadas vinagre blanco destilado

1 cucharadita mayonesa sin huevo

Marina la verdura con el aderezo o los ingredientes de la marinada durante 15 a 30 min.

Ase a la parrilla durante 4 minutos a fuego medio o hasta que la verdura esté tierna.

Zanahorias y berenjenas a la parrilla

Ingredientes

5 piezas zanahorias bebe

2 berenjenas grandes, cortadas a lo largo y cortadas por la mitad

2 calabacines grandes, cortados a lo largo y cortados por la mitad

Ingredientes del aderezo

6 cucharadas aceite de sésamo

Sal marina, al gusto

3 cucharadas vinagre blanco destilado

1 cucharadita mayonesa sin huevo

Marina la verdura con el aderezo o los ingredientes de la marinada durante 15 a 30 min.

Ase a la parrilla durante 4 minutos a fuego medio o hasta que la verdura esté tierna.

Zanahorias y calabacines a la parrilla

Ingredientes

7 piezas zanahorias bebe

2 calabacines grandes, cortados a lo largo en rebanadas de ½ pulgada

2 cebollas rojas grandes, cortadas en aros de ½ pulgada pero no separe en aros individuales

Ingredientes del aderezo

6 cucharadas aceite de oliva

Sal marina, al gusto

3 cucharadas vinagre de vino blanco

1 cucharadita mayonesa sin huevo

Marina la verdura con el aderezo o los ingredientes de la marinada durante 15 a 30 min.

Ase a la parrilla durante 4 minutos a fuego medio o hasta que la verdura esté tierna.

Maíz a la Plancha, Callos Baby y Espárragos

Ingredientes

10 callos de bebé

10 piezas Espárragos

Callos, cortados a lo largo

Ingredientes del aderezo

6 cucharadas aceite de oliva virgen extra

Sal marina, al gusto

3 cucharadas Vinagre balsámico

1 cucharadita mostaza de Dijon

Marina la verdura con el aderezo o los ingredientes de la marinada durante 15 a 30 min.

Ase a la parrilla durante 4 minutos a fuego medio o hasta que la verdura esté tierna.

Zanahorias Baby a la Plancha y Corazones de Alcachofa

Ingredientes

1 taza de corazones de alcachofa enlatados

2 calabacines grandes, cortados a lo largo en rebanadas de ½ pulgada

8 piezas zanahorias bebe

Ingredientes del aderezo

6 cucharadas aceite de oliva

Sal marina, al gusto

3 cucharadas vinagre de vino blanco

1 cucharadita Mostaza inglesa

Marina la verdura con el aderezo o los ingredientes de la marinada durante 15 a 30 min.

Ase a la parrilla durante 4 minutos a fuego medio o hasta que la verdura esté tierna.

Judías Verdes De Piña A La Parrilla Y Corazones De Alcachofa

Ingredientes

1 piña mediana, cortada en rodajas de 1/2 pulgada

10 judías verdes

1 taza de corazones de alcachofa enlatados

Ingredientes de la marinada:

6 cucharadas aceite de oliva virgen extra

Sal marina, al gusto

3 cucharadas vinagre blanco destilado

1 cucharadita mostaza de Dijon

Marina la verdura con el aderezo o los ingredientes de la marinada durante 15 a 30 min.

Ase a la parrilla durante 4 minutos a fuego medio o hasta que la verdura esté tierna.

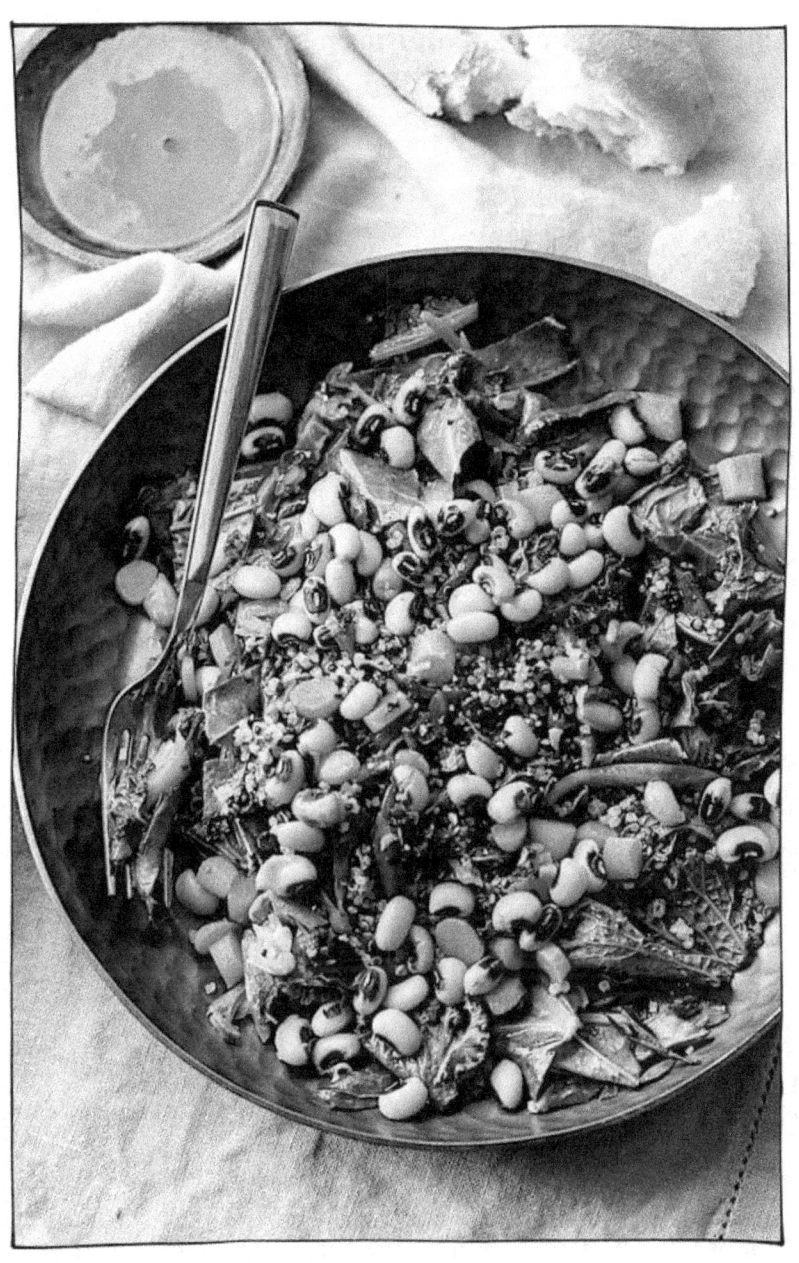

Brócolini a la parrilla y zanahorias pequeñas

Ingredientes

10 floretes de brócolini

10 piezas Zanahorias bebe

2 calabacines grandes, cortados a lo largo en rebanadas de ½ pulgada

2 cebollas rojas grandes, cortadas en aros de ½ pulgada pero no separe en aros individuales

Ingredientes del aderezo

6 cucharadas aceite de oliva

Sal marina, al gusto

3 cucharadas vinagre de vino blanco

1 cucharadita mayonesa sin huevo

Marina la verdura con el aderezo o los ingredientes de la marinada durante 15 a 30 min.

Ase a la parrilla durante 4 minutos a fuego medio o hasta que la verdura esté tierna.

Floretes simples de coliflor y maíz tierno a la parrilla

Ingredientes

10 piezas Maíz bebe

10 floretes de coliflor

10 piezas Coles de Bruselas

Ingredientes del aderezo

6 cucharadas aceite de oliva virgen extra

Sal marina, al gusto

3 cucharadas vinagre de sidra de manzana

1 cucharada. Miel

1 cucharadita mayonesa sin huevo

Marina la verdura con el aderezo o los ingredientes de la marinada durante 15 a 30 min.

Ase a la parrilla durante 4 minutos a fuego medio o hasta que la verdura esté tierna.

Zanahorias y pimientos asados a la parrilla

Ingredientes

8 piezas zanahorias bebe

2 pimientos morrones verdes, cortados por la mitad

10 floretes de brócolini

Ingredientes del aderezo

6 cucharadas aceite de sésamo

Sal marina, al gusto

3 cucharadas vinagre blanco destilado

1 cucharadita mayonesa sin huevo

Marina la verdura con el aderezo o los ingredientes de la marinada durante 15 a 30 min.

Ase a la parrilla durante 4 minutos a fuego medio o hasta que la verdura esté tierna.

Elotes A La Parrilla, Corazones De Alcachofa Y Berenjenas

Ingredientes

½ taza de maíz tierno enlatado

½ taza de corazones de alcachofa enlatados

2 berenjenas grandes, cortadas a lo largo y cortadas por la mitad

Ingredientes del aderezo

6 cucharadas aceite de oliva

Sal marina, al gusto

3 cucharadas vinagre de vino blanco

1 cucharadita mayonesa sin huevo

Marina la verdura con el aderezo o los ingredientes de la marinada durante 15 a 30 min.

Ase a la parrilla durante 4 minutos a fuego medio o hasta que la verdura esté tierna.

Zanahorias Baby A La Parrilla Y Cebolla Roja

Ingredientes

½ taza de zanahorias pequeñas

2 calabacines grandes, cortados a lo largo en rebanadas de ½ pulgada

2 cebollas rojas grandes, cortadas en aros de ½ pulgada pero no separe en aros individuales

Ingredientes del aderezo

6 cucharadas aceite de oliva virgen extra

Sal marina, al gusto

3 cucharadas Vinagre balsámico

1 cucharadita mostaza de Dijon

Marina la verdura con el aderezo o los ingredientes de la marinada durante 15 a 30 min.

Ase a la parrilla durante 4 minutos a fuego medio o hasta que la verdura esté tierna.

Espárragos con brócolini a la parrilla y champiñones portobello

Ingredientes

10 floretes de brócolini

10 piezas Espárragos

Callos, cortados a lo largo

5 piezas Hongos portobello, enjuagados y escurridos

Ingredientes del aderezo

6 cucharadas aceite de sésamo

Sal marina, al gusto

3 cucharadas vinagre blanco destilado

1 cucharadita mayonesa sin huevo

Marina la verdura con el aderezo o los ingredientes de la marinada durante 15 a 30 min.

Ase a la parrilla durante 4 minutos a fuego medio o hasta que la verdura esté tierna.

Corazones de Alcachofa a la Plancha

Ingredientes

1 taza de corazones de alcachofa enlatados

2 cebollas rojas grandes, cortadas en aros de ½ pulgada pero no separe en aros individuales

Ingredientes del aderezo

6 cucharadas aceite de oliva

Sal marina, al gusto

3 cucharadas vinagre de vino blanco

1 cucharadita Mostaza inglesa

Marina la verdura con el aderezo o los ingredientes de la marinada durante 15 a 30 min.

Ase a la parrilla durante 4 minutos a fuego medio o hasta que la verdura esté tierna.

Zanahorias Baby A La Parrilla Y Champiñones

Ingredientes

10 piezas Zanahorias bebe

1 taza de champiñones enlatados

Ingredientes del aderezo

6 cucharadas aceite de oliva

Sal marina, al gusto

3 cucharadas vinagre de vino blanco

1 cucharadita mayonesa sin huevo

Marina la verdura con el aderezo o los ingredientes de la marinada durante 15 a 30 min.

Ase a la parrilla durante 4 minutos a fuego medio o hasta que la verdura esté tierna.

Corazones de Alcachofas y Espárragos a la Plancha

Ingredientes

½ taza de corazones de alcachofa enlatados

10 floretes de brócolini

10 piezas Espárragos

Ingredientes del aderezo

6 cucharadas aceite de oliva virgen extra

Sal marina, al gusto

3 cucharadas vinagre de sidra de manzana

1 cucharada. Miel

1 cucharadita mayonesa sin huevo

Marina la verdura con el aderezo o los ingredientes de la marinada durante 15 a 30 min.

Ase a la parrilla durante 4 minutos a fuego medio o hasta que la verdura esté tierna.

Calabacines a la parrilla

Ingredientes

2 calabacines grandes, cortados a lo largo en rebanadas de ½ pulgada

Ingredientes del aderezo

6 cucharadas aceite de oliva

Sal marina, al gusto

3 cucharadas vinagre de vino blanco

1 cucharadita mayonesa sin huevo

Marina la verdura con el aderezo o los ingredientes de la marinada durante 15 a 30 min.

Ase a la parrilla durante 4 minutos a fuego medio o hasta que la verdura esté tierna.

Berenjenas a la parrilla con glaseado balsámico

Ingredientes

2 berenjenas grandes, cortadas a lo largo y cortadas por la mitad

Ingredientes del aderezo

6 cucharadas aceite de oliva virgen extra

Sal marina, al gusto

3 cucharadas Vinagre balsámico

1 cucharadita mostaza de Dijon

Marina la verdura con el aderezo o los ingredientes de la marinada durante 15 a 30 min.

Ase a la parrilla durante 4 minutos a fuego medio o hasta que la verdura esté tierna.

Lechuga romana y tomates a la parrilla

Ingredientes

10 floretes de brócolini

10 piezas Coles de Bruselas

10 piezas Espárragos

1 manojo de hojas de lechuga romana

2 zanahorias medianas, cortadas a lo largo y cortadas por la mitad

4 tomates grandes, en rodajas gruesas

Ingredientes del aderezo:

6 cucharadas aceite de oliva virgen extra

1 cucharadita cebolla en polvo

Sal marina, al gusto

3 cucharadas vinagre blanco destilado

1 cucharadita mostaza de Dijon

Combina bien todos los ingredientes del aderezo.

Precaliente su parrilla a fuego lento y engrase las rejillas.

Coloque las verduras a la parrilla durante 12 minutos por lado, hasta que estén tiernas, volteándolas una vez.

Pincelar con los ingredientes de la marinada/aderezo

Calabacines y pimientos a la parrilla

Ingredientes

1 libra de calabacín, cortado a lo largo en palitos más cortos

1 libra de pimientos verdes, cortados en tiras anchas

1 cebolla roja grande, cortada en rodajas de 1/2 pulgada de grosor

1/3 taza de perejil italiano o albahaca, finamente picada

Ingredientes del aderezo

6 cucharadas aceite de oliva

1 cucharadita polvo de ajo

1 cucharadita cebolla en polvo

Sal marina, al gusto

3 cucharadas vinagre de vino blanco

1 cucharadita Mostaza inglesa

Combina bien todos los ingredientes del aderezo.

Precaliente su parrilla a fuego lento y engrase las rejillas.

Coloque las verduras a la parrilla durante 12 minutos por lado, hasta que estén tiernas, volteándolas una vez.

Pincelar con los ingredientes de la marinada/aderezo

Berenjena a la plancha y cebolla roja

Ingredientes

1 libra de berenjena, cortada a lo largo en palitos más cortos

1 libra de pimientos verdes, cortados en tiras anchas

1 cebolla roja grande, cortada en rodajas de 1/2 pulgada de grosor

1/3 taza de perejil italiano o albahaca, finamente picada

Ingredientes del aderezo:

6 cucharadas aceite de oliva virgen extra

1 cucharadita cebolla en polvo

Sal marina, al gusto

3 cucharadas vinagre blanco destilado

1 cucharadita mostaza de Dijon

Combina bien todos los ingredientes del aderezo.

Precaliente su parrilla a fuego lento y engrase las rejillas.

Coloque las verduras a la parrilla durante 12 minutos por lado, hasta que estén tiernas, volteándolas una vez.

Pincelar con los ingredientes de la marinada/aderezo

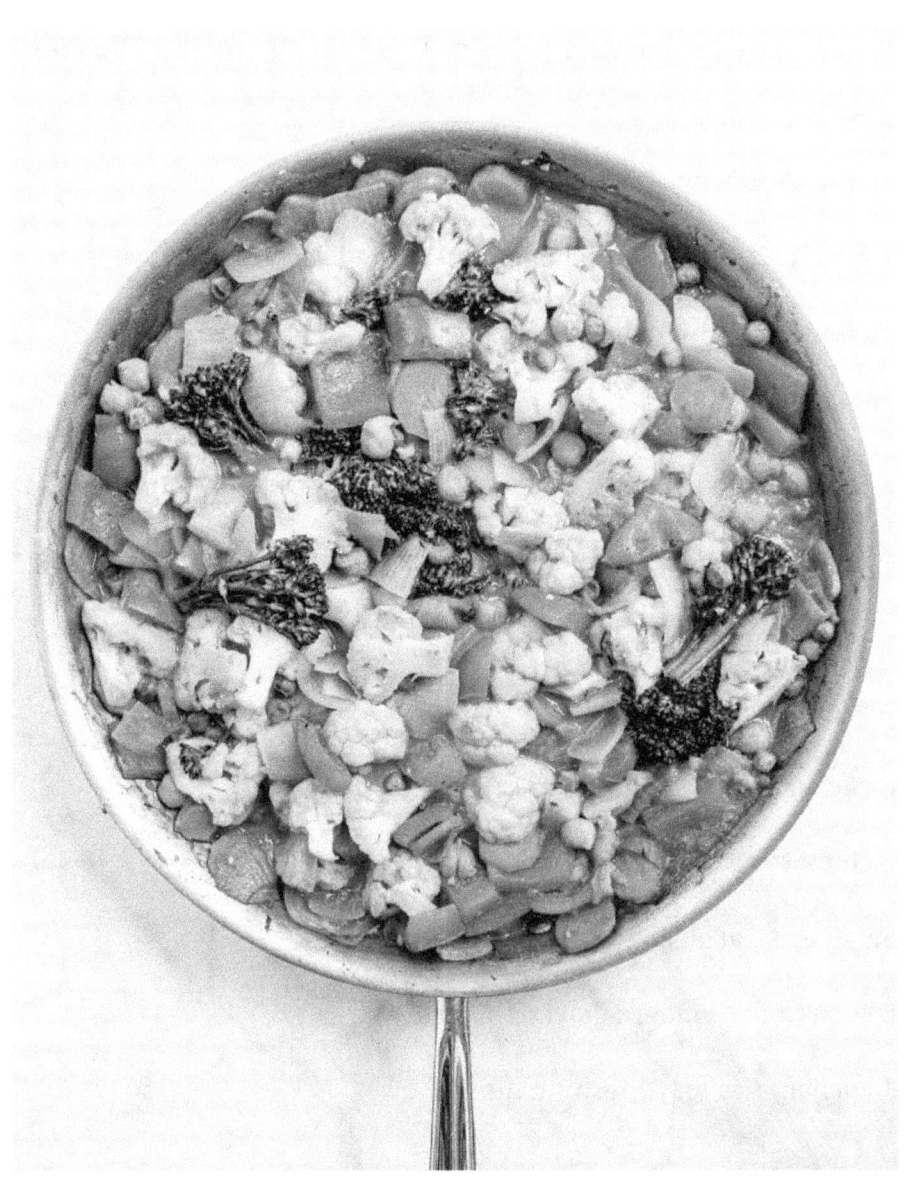

Espárragos a la parrilla Coles de Bruselas Broccolini Floretes

Ingredientes

10 piezas Espárragos

1 manojo de hojas de lechuga romana

10 floretes de brócolini

10 piezas Coles de Bruselas

2 zanahorias medianas, cortadas a lo largo y cortadas por la mitad

4 tomates grandes, en rodajas gruesas

Ingredientes del aderezo

6 cucharadas aceite de oliva

3 chorritos de salsa picante Tabasco

Sal marina, al gusto

3 cucharadas vinagre de vino blanco

1 cucharadita mayonesa sin huevo

Combina bien todos los ingredientes del aderezo.

Precaliente su parrilla a fuego lento y engrase las rejillas.

Coloque las verduras a la parrilla durante 12 minutos por lado, hasta que estén tiernas, volteándolas una vez.

Pincelar con los ingredientes de la marinada/aderezo

Calabacines a la parrilla en glaseado de sidra de miel y manzana

Ingredientes

1 libra de calabacín, cortado a lo largo en palitos más cortos

1 libra de pimientos verdes, cortados en tiras anchas

1 cebolla roja grande, cortada en rodajas de 1/2 pulgada de grosor

1/3 taza de perejil italiano o albahaca, finamente picada

Ingredientes del aderezo

6 cucharadas aceite de oliva virgen extra

Sal marina, al gusto

3 cucharadas vinagre de sidra de manzana

1 cucharada. Miel

1 cucharadita mayonesa sin huevo

Combina bien todos los ingredientes del aderezo.

Precaliente su parrilla a fuego lento y engrase las rejillas.

Coloque las verduras a la parrilla durante 12 minutos por lado, hasta que estén tiernas, volteándolas una vez.

Pincelar con los ingredientes de la marinada/aderezo

Corazones de Alcachofa y Calabacín a la Plancha y Cebolla Roja

Ingredientes

1/2 libra de calabacín, cortado a lo largo en palitos más cortos

½ taza de corazones de alcachofa enlatados

1 libra de pimientos verdes, cortados en tiras anchas

1 cebolla roja grande, cortada en rodajas de 1/2 pulgada de grosor

1/3 taza de perejil italiano o albahaca, finamente picada

Ingredientes del aderezo

6 cucharadas aceite de oliva virgen extra

Sal marina, al gusto

3 cucharadas Vinagre balsámico

1 cucharadita mostaza de Dijon

Combina bien todos los ingredientes del aderezo.

Precaliente su parrilla a fuego lento y engrase las rejillas.

Coloque las verduras a la parrilla durante 12 minutos por lado, hasta que estén tiernas, volteándolas una vez.

Pincelar con los ingredientes de la marinada/aderezo

Floretes de calabacín y brócolini a la parrilla

Ingredientes

1 libra de calabacín, cortado a lo largo en palitos más cortos

1 libra de pimientos verdes, cortados en tiras anchas

10 floretes de brócolini

10 piezas Coles de Bruselas

1 cebolla roja grande, cortada en rodajas de 1/2 pulgada de grosor

1/3 taza de perejil italiano o albahaca, finamente picada

Ingredientes del aderezo

6 cucharadas aceite de oliva

1 cucharadita polvo de ajo

1 cucharadita cebolla en polvo

Sal marina, al gusto

3 cucharadas vinagre de vino blanco

1 cucharadita Mostaza inglesa

Combina bien todos los ingredientes del aderezo.

Precaliente su parrilla a fuego lento y engrase las rejillas.

Coloque las verduras a la parrilla durante 12 minutos por lado, hasta que estén tiernas, volteándolas una vez.

Pincelar con los ingredientes de la marinada/aderezo

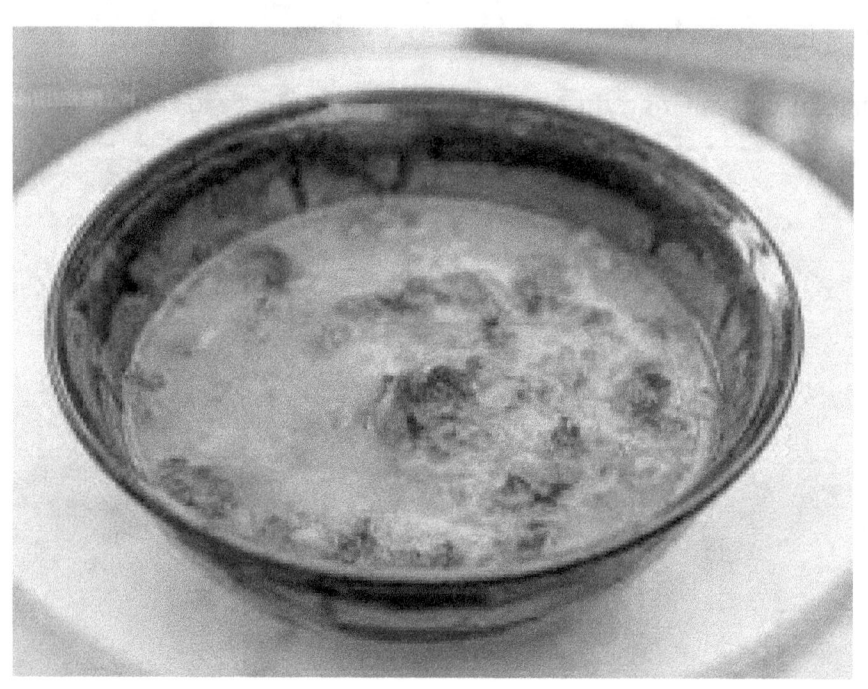

Ensalada tailandesa de lechuga y cacahuetes

Ingredientes:

8 onzas de queso vegano

6 a 7 tazas de lechuga mantecosa, 3 manojos, recortados

1/4 pepino, cortado por la mitad a lo largo, luego en rodajas finas

3 cucharadas de cebollín picado

16 tomates cherry

1/2 taza de maní

1/4 cebolla blanca, en rodajas

Sal y pimienta para probar

Vendaje

1 chalote pequeño, picado

2 cucharadas de vinagre blanco destilado

1/4 taza de aceite de semilla de sésamo

1 cucharada. Salsa de chile con ajo tailandés

Deberes

Combine todos los ingredientes del aderezo en un procesador de alimentos.

Mezcle con el resto de los ingredientes y combine bien.

Ensalada De Lechuga, Cebollino Y Pistacho

Ingredientes:

7 tazas de lechuga de hojas sueltas, 3 manojos, cortados

1/4 de pepino europeo o sin semillas, cortado por la mitad a lo largo y luego en rodajas finas

3 cucharadas de cebollín picado o picado

16 uvas

1/2 taza de pistachos

1/4 cebolla, rebanada

Sal y pimienta para probar

6 onzas de queso vegano

Vendaje

1 ramita de perejil picado

1 cucharada de vinagre blanco destilado

1/4 de limón, en jugo, aproximadamente 2 cucharaditas

1/4 taza de aceite de oliva virgen extra

Deberes

Combine todos los ingredientes del aderezo en un procesador de alimentos.

Mezcle con el resto de los ingredientes y combine bien.

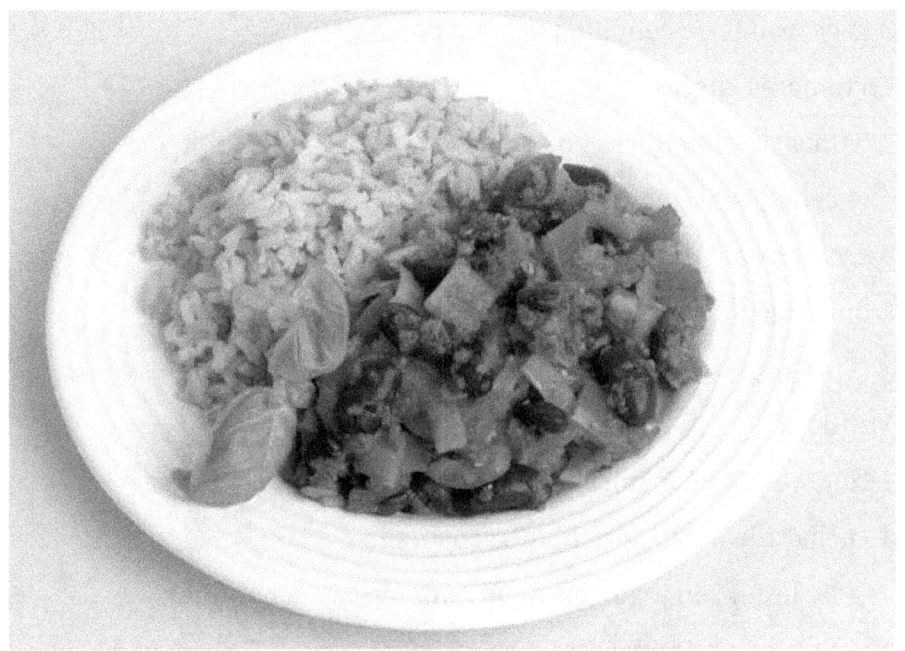

Ensalada De Lechugas, Almendras Y Queso Crema Vegano

Ingredientes:

7 tazas de lechuga Frisee, 3 manojos, recortados

½ pepino, cortado por la mitad a lo largo, luego en rodajas finas

3 cucharadas de cebollín picado o picado

16 tomates cherry

1/2 taza de almendras en rodajas

1/4 cebolla roja, en rodajas

Sal y pimienta para probar

7 onzas de queso crema vegano

Vendaje

1 chalote pequeño, picado

1 cucharada de vinagre blanco destilado

1/4 de limón, en jugo, aproximadamente 2 cucharaditas

1/4 taza de aceite de oliva virgen extra

1 cucharada. salsa chimichurri

Deberes

Combine todos los ingredientes del aderezo en un procesador de alimentos.

Mezcle con el resto de los ingredientes y combine bien.

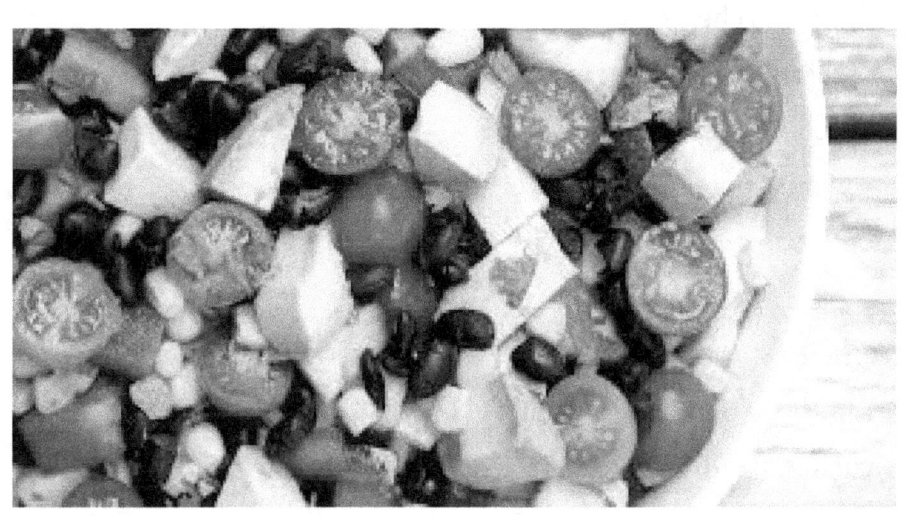

Ensalada De Lechuga Boston Y Tomate d

Ingredientes:
6 a 7 tazas de lechuga Boston, 3 manojos, cortados

1/4 pepino, cortado por la mitad a lo largo, luego en rodajas finas

3 cucharadas de cebollín picado o picado

16 tomates cherry

1/2 taza de almendras en rodajas

1/4 cebolla roja, en rodajas

Sal y pimienta para probar

5 onzas de queso vegano

Vendaje
1 ramita de perejil picado

1 cucharada de vinagre blanco destilado

1/4 de limón, en jugo, aproximadamente 2 cucharaditas

1/4 taza de aceite de oliva virgen extra

Deberes
Combine todos los ingredientes del aderezo en un procesador de alimentos.

Mezcle con el resto de los ingredientes y combine bien.

Lechuga y Tomate con Vinagreta de Cilantro

Ingredientes:

6 a 7 tazas de lechuga iceberg, 3 manojos, recortados

1/4 pepino, cortado por la mitad a lo largo, luego en rodajas finas

3 cucharadas de cebollín picado o picado

16 tomates cherry

1/2 taza de almendras en rodajas

1/4 cebolla blanca, en rodajas

Sal y pimienta para probar

8 onzas de queso vegano

Vendaje

1 ramita de cilantro, picado

1 cucharada de vinagre blanco destilado

1/4 de limón, en jugo, aproximadamente 2 cucharaditas

1/4 taza de aceite de oliva virgen extra

Deberes

Combine todos los ingredientes del aderezo en un procesador de alimentos.

Mezcle con el resto de los ingredientes y combine bien.

Ensalada De Verduras Mixtas Y Almendras

Ingredientes:

7 tazas de mesclun, 3 paquetes, recortados

1/4 pepino, cortado por la mitad a lo largo, luego en rodajas finas

3 cucharadas de cebollín picado o picado

16 tomates cherry

1/2 taza de almendras en rodajas

1/4 cebolla blanca, en rodajas

Sal y pimienta para probar

8 onzas de queso vegano

Vendaje

1 cucharada de vinagre blanco destilado

1/4 de limón, en jugo, aproximadamente 2 cucharaditas

1/4 taza de aceite de oliva virgen extra

1 cucharadita Mostaza inglesa

Deberes

Combine todos los ingredientes del aderezo en un procesador de alimentos.

Mezcle con el resto de los ingredientes y combine bien.

Ensalada De Perifollo Y Ricotta Vegana

Ingredientes:
6 a 7 tazas de perifollo, 3 manojos, recortados

1/4 pepino, cortado por la mitad a lo largo, luego en rodajas finas

16 uvas

1/2 taza de almendras en rodajas

1/4 cebolla blanca, en rodajas

Sal y pimienta para probar

8 onzas de queso tofu ricotta (tofitti)

Vendaje
1 cucharada de vinagre blanco destilado

1/4 de limón, en jugo, aproximadamente 2 cucharaditas

1/4 taza de aceite de oliva virgen extra

1 cucharada. salsa chimichurri

Deberes
Combine todos los ingredientes del aderezo en un procesador de alimentos.

Mezcle con el resto de los ingredientes y combine bien.

Bib Lechuga Ensalada De Nueces Y Parmesano Vegano

Ingredientes:

6 a 7 tazas de lechuga babero, 3 manojos, cortados

1/4 pepino, cortado por la mitad a lo largo, luego en rodajas finas

3 cucharadas de cebollín picado o picado

16 tomatillos, cortados por la mitad

1/2 taza de nueces

1/4 cebolla roja, en rodajas

Sal y pimienta para probar

Queso Parmesano Vegano (Alimento de Ángel)

Vendaje

1 cucharada de vinagre blanco destilado

1/4 de limón, en jugo, aproximadamente 2 cucharaditas

1/4 taza de aceite de oliva virgen extra

1 cucharadita mayonesa sin huevo

Deberes

Combine todos los ingredientes del aderezo en un procesador de alimentos.

Mezcle con el resto de los ingredientes y combine bien.

Endibia Lechuga Tomatillo Y Ensalada Vegana De Ricotta

Ingredientes:

6 a 7 tazas de lechuga escarola, 3 manojos, cortados

1/4 pepino, cortado por la mitad a lo largo, luego en rodajas finas

3 cucharadas de cebollín picado o picado

16 tomatillos verdes, cortados por la mitad

1/2 taza de almendras en rodajas

1/4 cebolla blanca, en rodajas

Sal y pimienta para probar

8 onzas de queso tofu ricotta (tofitti)

Vendaje

1 cucharada de vinagre blanco destilado

1/4 de limón, en jugo, aproximadamente 2 cucharaditas

1/4 taza de aceite de oliva virgen extra

1 cucharadita mostaza de Dijon

Deberes

Combine todos los ingredientes del aderezo en un procesador de alimentos.

Mezcle con el resto de los ingredientes y combine bien.

Ensalada De Tomate Kale Y Parmesano Vegano

Ingredientes:

6 a 7 tazas de lechuga rizada, 3 manojos, cortados

1/4 pepino, cortado por la mitad a lo largo, luego en rodajas finas

3 cucharadas de cebollín picado o picado

16 tomates cherry

1/2 taza de almendras en rodajas

1/4 cebolla blanca, en rodajas

Sal y pimienta para probar

Queso Parmesano Vegano (Alimento de Ángel)

Vendaje

1 ramita de cilantro, picado

1 cucharada de vinagre blanco destilado

1/4 de limón, en jugo, aproximadamente 2 cucharaditas

1/4 taza de aceite de oliva virgen extra

1 cucharadita mayonesa sin huevo

Deberes

Combine todos los ingredientes del aderezo en un procesador de alimentos.

Mezcle con el resto de los ingredientes y combine bien.

Tomatillos De Espinaca Y Ensalada De Almendras

Ingredientes:

6 a 7 tazas de lechuga espinaca, 3 manojos, cortados

1/4 pepino, cortado por la mitad a lo largo, luego en rodajas finas

3 cucharadas de cebollín picado o picado

16 tomatillos, cortados por la mitad

1/2 taza de almendras en rodajas

1/4 cebolla blanca, en rodajas

Sal y pimienta para probar

8 onzas de queso vegano

Vendaje

1 ramita de cilantro, picado

1 cucharada de vinagre blanco destilado

1/4 de limón, en jugo, aproximadamente 2 cucharaditas

1/4 taza de aceite de oliva virgen extra

1 cucharadita Mostaza inglesa

Deberes

Combine todos los ingredientes del aderezo en un procesador de alimentos.

Mezcle con el resto de los ingredientes y combine bien.

Ensalada De Tomate Kale Y Almendras

Ingredientes:

6 a 7 tazas de col rizada, 3 paquetes, cortados

1/4 pepino, cortado por la mitad a lo largo, luego en rodajas finas

3 cucharadas de cebollín picado o picado

16 tomates cherry

1/2 taza de almendras en rodajas

1/4 cebolla blanca, en rodajas

Sal y pimienta para probar

8 onzas de queso vegano

Vendaje

1 ramita de cilantro, picado

1 cucharada de vinagre blanco destilado

1/4 de limón, en jugo, aproximadamente 2 cucharaditas

1/4 taza de aceite de oliva virgen extra

1 cucharadita Mostaza inglesa

Deberes

Combine todos los ingredientes del aderezo en un procesador de alimentos.

Mezcle con el resto de los ingredientes y combine bien.

Ensalada mixta de almendras verdes y ricotta vegana

Ingredientes:
6 a 7 tazas mesclun, 3 paquetes, recortados

1/4 pepino, cortado por la mitad a lo largo, luego en rodajas finas

3 cucharadas de cebollín picado o picado

16 tomatillos verdes, cortados por la mitad

1/2 taza de almendras en rodajas

1/4 cebolla blanca, en rodajas

Sal y pimienta para probar

8 onzas de queso tofu ricotta (tofitti)

Vendaje
1 cucharada de vinagre blanco destilado

1/4 de limón, en jugo, aproximadamente 2 cucharaditas

1/4 taza de aceite de oliva virgen extra

1 cucharadita mostaza de Dijon

Deberes
Combine todos los ingredientes del aderezo en un procesador de alimentos.

Mezcle con el resto de los ingredientes y combine bien.

Ensalada De Endibias, Tomate Y Almendras

Ingredientes:

6 a 7 tazas de escarola, 3 manojos, recortados

1/4 pepino, cortado por la mitad a lo largo, luego en rodajas finas

3 cucharadas de cebollín picado o picado

16 tomates cherry

1/2 taza de almendras en rodajas

1/4 cebolla blanca, en rodajas

Sal y pimienta para probar

Queso Parmesano Vegano (Alimento de Ángel)

Vendaje

1 ramita de cilantro, picado

1 cucharada de vinagre blanco destilado

1/4 de limón, en jugo, aproximadamente 2 cucharaditas

1/4 taza de aceite de oliva virgen extra

1 cucharadita Mostaza inglesa

Deberes

Combine todos los ingredientes del aderezo en un procesador de alimentos.

Mezcle con el resto de los ingredientes y combine bien.

Ensalada De Kale Tomatillo Y Almendras

Ingredientes:

6 a 7 tazas de col rizada, 3 paquetes, cortados

1/4 pepino, cortado por la mitad a lo largo, luego en rodajas finas

3 cucharadas de cebollín picado o picado

16 tomatillos, cortados por la mitad

1/2 taza de almendras en rodajas

1/4 cebolla blanca, en rodajas

Sal y pimienta para probar

8 onzas de queso tofu ricotta (tofitti)

Vendaje

1 cucharada de vinagre blanco destilado

1/4 de limón, en jugo, aproximadamente 2 cucharaditas

1/4 taza de aceite de oliva virgen extra

1 cucharadita mayonesa sin huevo

Deberes

Combine todos los ingredientes del aderezo en un procesador de alimentos.

Mezcle con el resto de los ingredientes y combine bien.

Ensalada De Escarola De Almendras Y Tomate

Ingredientes:

6 a 7 tazas de escarola, 3 paquetes, recortados

1/4 pepino, cortado por la mitad a lo largo, luego en rodajas finas

3 cucharadas de cebollín picado o picado

16 tomates cherry

1/2 taza de almendras en rodajas

1/4 cebolla blanca, en rodajas

Sal y pimienta para probar

8 onzas de queso vegano

Vendaje

1 ramita de cilantro, picado

1 cucharada de vinagre blanco destilado

1/4 de limón, en jugo, aproximadamente 2 cucharaditas

1/4 taza de aceite de oliva virgen extra

1 cucharadita Mostaza inglesa

Deberes

Combine todos los ingredientes del aderezo en un procesador de alimentos.

Mezcle con el resto de los ingredientes y combine bien.

Ensalada De Endivias Tomatillo Y Almendras

Ingredientes:
6 a 7 tazas de escarola, 3 manojos, recortados

1/4 pepino, cortado por la mitad a lo largo, luego en rodajas finas

3 cucharadas de cebollín picado o picado

16 tomatillos, cortados por la mitad

1/2 taza de almendras en rodajas

1/4 cebolla blanca, en rodajas

Sal y pimienta para probar

Queso Parmesano Vegano (Alimento de Ángel)

Vendaje
1 cucharada de vinagre blanco destilado

1/4 de limón, en jugo, aproximadamente 2 cucharaditas

1/4 taza de aceite de oliva virgen extra

1 cucharadita mostaza de Dijon

Deberes
Combine todos los ingredientes del aderezo en un procesador de alimentos.

Mezcle con el resto de los ingredientes y combine bien.

Bib Lechuga Ensalada De Almendras Y Tomate Cherry

Ingredientes:

6 a 7 tazas de lechuga babero, 3 manojos, cortados

1/4 pepino, cortado por la mitad a lo largo, luego en rodajas finas

3 cucharadas de cebollín picado o picado

16 tomates cherry

1/2 taza de almendras en rodajas

1/4 cebolla blanca, en rodajas

Sal y pimienta para probar

8 onzas de queso tofu ricotta (tofitti)

Vendaje

1 ramita de cilantro, picado

1 cucharada de vinagre blanco destilado

1/4 de limón, en jugo, aproximadamente 2 cucharaditas

1/4 taza de aceite de oliva virgen extra

1 cucharadita Mostaza inglesa

Deberes

Combine todos los ingredientes del aderezo en un procesador de alimentos.

Mezcle con el resto de los ingredientes y combine bien.

Tomatillos De Espinacas Y Ensalada Vegana De Parmesano

Ingredientes:
6 a 7 tazas de lechuga espinaca, 3 manojos, cortados

1/4 pepino, cortado por la mitad a lo largo, luego en rodajas finas

3 cucharadas de cebollín picado o picado

16 tomatillos, cortados por la mitad

1/2 taza de almendras en rodajas

1/4 cebolla blanca, en rodajas

Sal y pimienta para probar

Queso Parmesano Vegano (Alimento de Ángel)

Vendaje
1 ramita de cilantro, picado

1 cucharada de vinagre blanco destilado

1/4 de limón, en jugo, aproximadamente 2 cucharaditas

1/4 taza de aceite de oliva virgen extra

1 cucharadita mayonesa sin huevo

Deberes
Combine todos los ingredientes del aderezo en un procesador de alimentos.

Mezcle con el resto de los ingredientes y combine bien.

Ensalada De Tomate Kale Y Queso Parmesano Vegano

Ingredientes:

6 a 7 tazas de lechuga rizada, 3 manojos, cortados

1/4 pepino, cortado por la mitad a lo largo, luego en rodajas finas

3 cucharadas de cebollín picado o picado

16 tomates cherry

1/2 taza de almendras en rodajas

1/4 cebolla blanca, en rodajas

Sal y pimienta para probar

Queso Parmesano Vegano (Alimento de Ángel)

Vendaje

1 ramita de cilantro, picado

1 cucharada de vinagre blanco destilado

1/4 de limón, en jugo, aproximadamente 2 cucharaditas

1/4 taza de aceite de oliva virgen extra

1 cucharadita Mostaza inglesa

Deberes

Combine todos los ingredientes del aderezo en un procesador de alimentos.

Mezcle con el resto de los ingredientes y combine bien.

Ensalada De Verduras Mixtas De Tomatillo Y Queso Ricotta Vegano

Ingredientes:
6 a 7 tazas mesclun, 3 paquetes, recortados
1/4 pepino, cortado por la mitad a lo largo, luego en rodajas finas
3 cucharadas de cebollín picado o picado
16 tomatillos verdes, cortados por la mitad
1/2 taza de almendras en rodajas
1/4 cebolla blanca, en rodajas
Sal y pimienta para probar
8 onzas de queso tofu ricotta (tofitti)

Vendaje
1 ramita de cilantro, picado
1 cucharada de vinagre blanco destilado
1/4 de limón, en jugo, aproximadamente 2 cucharaditas
1/4 taza de aceite de oliva virgen extra

Deberes
Combine todos los ingredientes del aderezo en un procesador de alimentos.

Mezcle con el resto de los ingredientes y combine bien.

Ensalada De Escarola De Almendras Y Queso Ricotta Vegano

Ingredientes:

6 a 7 tazas de escarola, 3 paquetes, recortados

1/4 pepino, cortado por la mitad a lo largo, luego en rodajas finas

3 cucharadas de cebollín picado o picado

16 tomatillos, cortados por la mitad

1/2 taza de almendras en rodajas

1/4 cebolla blanca, en rodajas

Sal y pimienta para probar

8 onzas de queso tofu ricotta (tofitti)

Vendaje

1 cucharada de vinagre blanco destilado

1/4 de limón, en jugo, aproximadamente 2 cucharaditas

1/4 taza de aceite de oliva virgen extra

1 cucharadita mostaza de Dijon

Deberes

Combine todos los ingredientes del aderezo en un procesador de alimentos.

Mezcle con el resto de los ingredientes y combine bien.

Ensalada De Endibias, Tomate Y Almendras

Ingredientes:

6 a 7 tazas de escarola, 3 manojos, recortados

1/4 pepino, cortado por la mitad a lo largo, luego en rodajas finas

3 cucharadas de cebollín picado o picado

16 tomates cherry

1/2 taza de almendras en rodajas

1/4 cebolla blanca, en rodajas

Sal y pimienta para probar

8 onzas de queso vegano

Vendaje

1 ramita de cilantro, picado

1 cucharada de vinagre blanco destilado

1/4 de limón, en jugo, aproximadamente 2 cucharaditas

1/4 taza de aceite de oliva virgen extra

1 cucharadita mayonesa sin huevo

Deberes

Combine todos los ingredientes del aderezo en un procesador de alimentos.

Mezcle con el resto de los ingredientes y combine bien.

Ensalada De Espinacas, Calabacín Y Almendras

Ingredientes:

6 a 7 tazas de espinacas, 3 manojos, cortados

¼ de calabacín, cortado por la mitad a lo largo, luego en rodajas finas

3 cucharadas de cebollín picado o picado

16 tomates cherry

1/2 taza de almendras en rodajas

1/4 cebolla blanca, en rodajas

Sal y pimienta para probar

8 onzas de queso vegano

Vendaje

1 cucharada de vinagre blanco destilado

1/4 de limón, en jugo, aproximadamente 2 cucharaditas

1/4 taza de aceite de oliva virgen extra

1 cucharadita salsa de pesto

Deberes

Combine todos los ingredientes del aderezo en un procesador de alimentos.

Mezcle con el resto de los ingredientes y combine bien.

Ensalada De Kale, Pepino, Tomatillo Y Ricotta De Tofu

Ingredientes:

6 a 7 tazas de col rizada, 3 paquetes, cortados

1/4 pepino, cortado por la mitad a lo largo, luego en rodajas finas

3 cucharadas de cebollín picado o picado

16 tomatillos verdes, cortados por la mitad

1/2 taza de almendras en rodajas

1/4 cebolla blanca, en rodajas

Sal y pimienta para probar

8 onzas de queso tofu ricotta (tofitti)

Vendaje

1 ramita de cilantro, picado

1 cucharada de vinagre blanco destilado

1/4 de limón, en jugo, aproximadamente 2 cucharaditas

1/4 taza de aceite de oliva virgen extra

1 cucharadita Mostaza inglesa

Deberes

Combine todos los ingredientes del aderezo en un procesador de alimentos.

Mezcle con el resto de los ingredientes y combine bien.

Ensalada De Verduras Mixtas, Almendras Y Ricotta De Tofu

Ingredientes:

6 a 7 tazas mesclun, 3 paquetes, recortados

1/4 pepino, cortado por la mitad a lo largo, luego en rodajas finas

3 cucharadas de cebollín picado o picado

16 tomatillos, cortados por la mitad

1/2 taza de almendras en rodajas

1/4 cebolla blanca, en rodajas

Sal y pimienta para probar

8 onzas de queso tofu ricotta (tofitti)

Vendaje

1 ramita de cilantro, picado

1 cucharada de vinagre blanco destilado

1/4 de limón, en jugo, aproximadamente 2 cucharaditas

1/4 taza de aceite de oliva virgen extra

1 cucharadita mayonesa sin huevo

Deberes

Combine todos los ingredientes del aderezo en un procesador de alimentos.

Mezcle con el resto de los ingredientes y combine bien.

Ensalada De Tomate Kale Y Queso Parmesano Vegano

Ingredientes:

6 a 7 tazas de col rizada, 3 paquetes, cortados

1/4 pepino, cortado por la mitad a lo largo, luego en rodajas finas

3 cucharadas de cebollín picado o picado

16 tomates cherry

1/2 taza de almendras en rodajas

1/4 cebolla blanca, en rodajas

Sal y pimienta para probar

Queso Parmesano Vegano (Alimento de Ángel)

Vendaje

1 ramita de cilantro, picado

1 cucharada de vinagre blanco destilado

1/4 de limón, en jugo, aproximadamente 2 cucharaditas

1/4 taza de aceite de oliva virgen extra

1 cucharadita Mostaza inglesa

Deberes

Combine todos los ingredientes del aderezo en un procesador de alimentos.

Mezcle con el resto de los ingredientes y combine bien.

Ensalada De Tomate Perifollo Y Queso Parmesano Vegano

Ingredientes:

6 a 7 tazas de perifollo, 3 manojos, recortados

1/4 pepino, cortado por la mitad a lo largo, luego en rodajas finas

3 cucharadas de cebollín picado o picado

16 tomates cherry

1/2 taza de almendras en rodajas

1/4 cebolla blanca, en rodajas

Sal y pimienta para probar

Queso Parmesano Vegano (Alimento de Ángel)

Vendaje

1 ramita de cilantro, picado

1 cucharada de vinagre blanco destilado

1/4 de limón, en jugo, aproximadamente 2 cucharaditas

1/4 taza de aceite de oliva virgen extra

1 cucharadita Mostaza inglesa

Deberes

Combine todos los ingredientes del aderezo en un procesador de alimentos.

Mezcle con el resto de los ingredientes y combine bien.

Bib Lechuga Tomatillo Y Tofu Ensalada De Queso Ricotta

Ingredientes:

6 a 7 tazas de lechuga babero, 3 manojos, cortados

1/4 pepino, cortado por la mitad a lo largo, luego en rodajas finas

3 cucharadas de cebollín picado o picado

16 tomatillos verdes, cortados por la mitad

1/2 taza de almendras en rodajas

1/4 cebolla blanca, en rodajas

Sal y pimienta para probar

8 onzas de queso tofu ricotta (tofitti)

Vendaje

1 ramita de cilantro, picado

1 cucharada de vinagre blanco destilado

1/4 de limón, en jugo, aproximadamente 2 cucharaditas

1/4 taza de aceite de oliva virgen extra

1 cucharadita mayonesa sin huevo

Deberes

Combine todos los ingredientes del aderezo en un procesador de alimentos.

Mezcle con el resto de los ingredientes y combine bien.

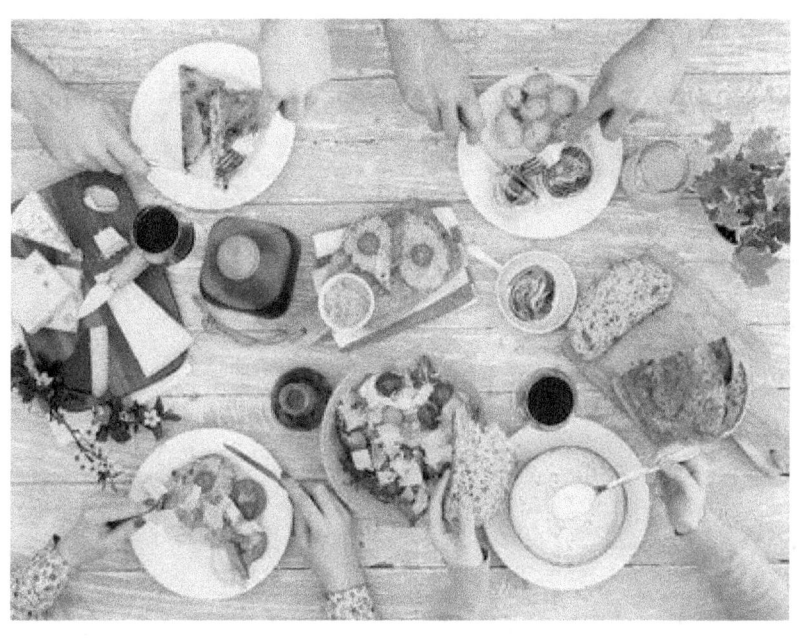

Ensalada De Espinacas, Tomates Y Almendras

Ingredientes:

6 a 7 tazas de espinacas, 3 manojos, cortados

1/4 pepino, cortado por la mitad a lo largo, luego en rodajas finas

3 cucharadas de cebollín picado o picado

16 tomates cherry

1/2 taza de almendras en rodajas

1/4 cebolla blanca, en rodajas

Sal y pimienta para probar

8 onzas de queso vegano

Vendaje

1 ramita de cilantro, picado

1 cucharada de vinagre blanco destilado

1/4 de limón, en jugo, aproximadamente 2 cucharaditas

1/4 taza de aceite de oliva virgen extra

1 cucharadita Mostaza inglesa

Deberes

Combine todos los ingredientes del aderezo en un procesador de alimentos.

Mezcle con el resto de los ingredientes y combine bien.

Ensalada vegana de tomate parmesano y repollo Napa

Ingredientes:

6 a 7 tazas de repollo Napa, 3 manojos, recortados

1/4 pepino, cortado por la mitad a lo largo, luego en rodajas finas

3 cucharadas de cebollín picado o picado

16 tomatillos, cortados por la mitad

1/2 taza de almendras en rodajas

1/4 cebolla blanca, en rodajas

Sal y pimienta para probar

Queso Parmesano Vegano (Alimento de Ángel)

Vendaje

1 ramita de cilantro, picado

1 cucharada de vinagre blanco destilado

1/4 de limón, en jugo, aproximadamente 2 cucharaditas

1/4 taza de aceite de oliva virgen extra

Deberes

Combine todos los ingredientes del aderezo en un procesador de alimentos.

Mezcle con el resto de los ingredientes y combine bien.

Ensalada De Achicoria, Tomatillo Y Almendras

Ingredientes:
6 a 7 tazas de achicoria, 3 manojos, cortados

1/4 pepino, cortado por la mitad a lo largo, luego en rodajas finas

3 cucharadas de cebollín picado o picado

16 tomatillos verdes, cortados por la mitad

1/2 taza de almendras en rodajas

1/4 cebolla blanca, en rodajas

Sal y pimienta para probar

Queso Parmesano Vegano (Alimento de Ángel)

Vendaje
1 ramita de cilantro, picado

1 cucharada de vinagre blanco destilado

1/4 de limón, en jugo, aproximadamente 2 cucharaditas

1/4 taza de aceite de oliva virgen extra

1 cucharadita Mostaza inglesa

Deberes
Combine todos los ingredientes del aderezo en un procesador de alimentos.

Mezcle con el resto de los ingredientes y combine bien.

Ensalada De Tomate Kale Y Queso Ricotta De Tofu

Ingredientes:

6 a 7 tazas de col rizada, 3 paquetes, cortados

1/4 pepino, cortado por la mitad a lo largo, luego en rodajas finas

3 cucharadas de cebollín picado o picado

16 tomates cherry

1/2 taza de almendras en rodajas

1/4 cebolla blanca, en rodajas

Sal y pimienta para probar

8 onzas de queso tofu ricotta (tofitti)

Vendaje

1 ramita de cilantro, picado

1 cucharada de vinagre blanco destilado

1/4 de limón, en jugo, aproximadamente 2 cucharaditas

1/4 taza de aceite de oliva virgen extra

1 cucharadita mayonesa sin huevo

Deberes

Combine todos los ingredientes del aderezo en un procesador de alimentos.

Mezcle con el resto de los ingredientes y combine bien.

Ensalada de tomates con repollo Napa y queso ricotta de tofu

Ingredientes:

6 a 7 tazas de repollo Napa, 3 manojos, recortados

1/4 pepino, cortado por la mitad a lo largo, luego en rodajas finas

3 cucharadas de cebollín picado o picado

16 tomates cherry

1/2 taza de almendras en rodajas

1/4 cebolla blanca, en rodajas

Sal y pimienta para probar

8 onzas de queso tofu ricotta (tofitti)

Vendaje

1 ramita de cilantro, picado

1 cucharada de vinagre blanco destilado

1/4 de limón, en jugo, aproximadamente 2 cucharaditas

1/4 taza de aceite de oliva virgen extra

Deberes

Combine todos los ingredientes del aderezo en un procesador de alimentos.

Mezcle con el resto de los ingredientes y combine bien.

Ensalada De Tomatillos De Hojas De Betabel Y Queso Vegano

Ingredientes:

6 a 7 tazas de hojas de remolacha baby, 3 manojos, recortados

1/4 pepino, cortado por la mitad a lo largo, luego en rodajas finas

3 cucharadas de cebollín picado o picado

16 tomatillos, cortados por la mitad

1/2 taza de almendras en rodajas

1/4 cebolla blanca, en rodajas

Sal y pimienta para probar

8 onzas de queso vegano

Vendaje

1 ramita de cilantro, picado

1 cucharada de vinagre blanco destilado

1/4 de limón, en jugo, aproximadamente 2 cucharaditas

1/4 taza de aceite de oliva virgen extra

1 cucharadita Mostaza inglesa

Deberes

Combine todos los ingredientes del aderezo en un procesador de alimentos.

Mezcle con el resto de los ingredientes y combine bien.

Ensalada de lechuga romana súper simple

Ingredientes:

1 cabeza de lechuga romana, enjuagada, palmeada y rallada

Vendaje

1/2 taza de vinagre de vino blanco

1 cucharada de aceite de oliva virgen extra

Pimienta negra recién molida

3/4 taza de almendras finamente molidas

Sal marina

Deberes

Combine todos los ingredientes del aderezo en un procesador de alimentos.

Mezcle con el resto de los ingredientes y combine bien.

Ensalada De Lechuga Easy Bib

Ingredientes:

1 cabeza de lechuga bib, enjuagada, palmeada y desmenuzada

Vendaje

2 cucharadas. vinagre de vino blanco

4 cucharadas de aceite de macadamia

Pimienta negra recién molida

3/4 taza de cacahuates finamente molidos

Sal marina

Deberes

Combine todos los ingredientes del aderezo en un procesador de alimentos.

Mezcle con el resto de los ingredientes y combine bien.

Ensalada Boston Fácil

Ingredientes:

1 cabeza de lechuga Boston, enjuagada, palmeada y rallada

Vendaje

2 cucharadas. vinagre de sidra de manzana

4 cucharadas de aceite de oliva

Pimienta negra recién molida

3/4 taza de nueces finamente molidas

Sal marina

Deberes

Combine todos los ingredientes del aderezo en un procesador de alimentos.

Mezcle con el resto de los ingredientes y combine bien.

Ensalada fácil de verduras mixtas

Ingredientes:

Un puñado de Mesclun, enjuagado, palmeado y triturado

Vendaje

2 cucharadas. vinagre de sidra de manzana

4 cucharadas de aceite de oliva

Pimienta negra recién molida

3/4 taza de avellanas finamente molidas

Sal marina

Deberes

Combine todos los ingredientes del aderezo en un procesador de alimentos.

Mezcle con el resto de los ingredientes y combine bien.

Ensalada De Lechuga Bib

Ingredientes:

1 cabeza de lechuga bib, enjuagada, palmeada y desmenuzada

Vendaje

2 cucharadas. vinagre balsámico

4 cucharadas de aceite de oliva virgen extra

Pimienta negra recién molida

3/4 taza de cacahuates finamente molidos

Sal marina

Deberes

Combine todos los ingredientes del aderezo en un procesador de alimentos.

Mezcle con el resto de los ingredientes y combine bien.

Ensalada de lechuga Boston con glaseado balsámico

Ingredientes:

1 cabeza de lechuga Boston, enjuagada, palmeada y rallada

Vendaje

2 cucharadas. vinagre balsámico

4 cucharadas de aceite de macadamia

Pimienta negra recién molida

3/4 taza de almendras finamente molidas

Sal marina

Deberes

Combine todos los ingredientes del aderezo en un procesador de alimentos.

Mezcle con el resto de los ingredientes y combine bien.

Ensalada De Escarola Sencilla

Ingredientes:
1 cabeza de escarola, enjuagada, palmeada y desmenuzada

Vendaje
2 cucharadas. vinagre de vino blanco

4 cucharadas de aceite de oliva virgen extra

Pimienta negra recién molida

3/4 taza de nueces finamente molidas

Sal marina

Deberes

Combine todos los ingredientes del aderezo en un procesador de alimentos.

Mezcle con el resto de los ingredientes y combine bien.

Ensalada De Verduras Mixtas

Ingredientes:

Un puñado de Mesclun, enjuagado, palmeado y triturado

Vendaje

2 cucharadas. vinagre blanco destilado

4 cucharadas de aceite de oliva virgen extra

Pimienta negra recién molida

3/4 taza de anacardos finamente molidos

Sal marina

Deberes

Combine todos los ingredientes del aderezo en un procesador de alimentos.

Mezcle con el resto de los ingredientes y combine bien.

Ensalada De Lechuga Boston Y Maní

Ingredientes:

1 cabeza de lechuga Boston, enjuagada, palmeada y rallada

Vendaje

2 cucharadas. vinagre de sidra de manzana

4 cucharadas de aceite de oliva

Pimienta negra recién molida

3/4 taza de cacahuates finamente molidos

Sal marina

Deberes

Combine todos los ingredientes del aderezo en un procesador de alimentos.

Mezcle con el resto de los ingredientes y combine bien.

Lechuga Boston con glaseado balsámico

Ingredientes:

1 cabeza de lechuga Boston, enjuagada, palmeada y rallada

Vendaje

2 cucharadas. vinagre balsámico

4 cucharadas de aceite de macadamia

Pimienta negra recién molida

3/4 taza de avellanas finamente molidas

Sal marina

Deberes

Combine todos los ingredientes del aderezo en un procesador de alimentos.

Mezcle con el resto de los ingredientes y combine bien.

Lechugas Bib con Vinagreta de Nueces

Ingredientes:

1 cabeza de lechuga bib, enjuagada, palmeada y desmenuzada

Vendaje

2 cucharadas. vinagre blanco destilado

4 cucharadas de aceite de oliva virgen extra

Pimienta negra recién molida

3/4 taza de nueces finamente molidas

Sal marina

Deberes

Combine todos los ingredientes del aderezo en un procesador de alimentos.

Mezcle con el resto de los ingredientes y combine bien.

Lechuga Romana con Vinagreta de Avellanas

Ingredientes:

1 cabeza de lechuga romana, enjuagada, palmeada y rallada

Vendaje

2 cucharadas. vinagre de sidra de manzana

4 cucharadas de aceite de oliva virgen extra

Pimienta negra recién molida

3/4 taza de avellanas finamente molidas

Sal marina

Deberes

Combine todos los ingredientes del aderezo en un procesador de alimentos.

Mezcle con el resto de los ingredientes y combine bien.

Ensalada De Verduras Mixtas Con Vinagreta De Almendras

Ingredientes:

Un puñado de Mesclun, enjuagado, palmeado y triturado

Vendaje

2 cucharadas. vinagre de vino blanco

4 cucharadas de aceite de oliva

Pimienta negra recién molida

3/4 taza de almendras finamente molidas

Sal marina

Deberes

Combine todos los ingredientes del aderezo en un procesador de alimentos.

Mezcle con el resto de los ingredientes y combine bien.

Ensalada De Endibias Con Cacahuetes Y Vinagreta Balsámica

Ingredientes:

1 cabeza de escarola, enjuagada, palmeada y desmenuzada

Vendaje

2 cucharadas. vinagre balsámico

4 cucharadas de aceite de oliva virgen extra

Pimienta negra recién molida

3/4 taza de cacahuetes finamente molidos

Sal marina

Deberes

Combine todos los ingredientes del aderezo en un procesador de alimentos.

Mezcle con el resto de los ingredientes y combine bien.

Lechugas Bib con Vinagreta de Anacardos

Ingredientes:

1 cabeza de lechuga bib, enjuagada, palmeada y desmenuzada

Vendaje

2 cucharadas. vinagre blanco destilado

4 cucharadas de aceite de macadamia

Pimienta negra recién molida

3/4 taza de anacardos finamente molidos

Sal marina

Deberes

Combine todos los ingredientes del aderezo en un procesador de alimentos.

Mezcle con el resto de los ingredientes y combine bien.

Ensalada De Lechuga Romana Con Vinagreta De Nueces

Ingredientes:

1 cabeza de lechuga romana, enjuagada, palmeada y rallada

Vendaje

2 cucharadas. vinagre de vino tinto

1 cucharada de aceite de oliva virgen extra

Pimienta negra recién molida

3/4 taza de nueces finamente molidas

Sal marina

Deberes

Combine todos los ingredientes del aderezo en un procesador de alimentos.

Mezcle con el resto de los ingredientes y combine bien.

Ensalada De Verduras Mixtas Con Vinagreta De Almendras

Ingredientes:

Un puñado de Mesclun, enjuagado, palmeado y triturado

Vendaje

2 cucharadas. vinagre balsámico

1 cucharada de aceite de oliva virgen extra

Pimienta negra recién molida

3/4 taza de almendras finamente molidas

Sal marina

Deberes

Combine todos los ingredientes del aderezo en un procesador de alimentos.

Mezcle con el resto de los ingredientes y combine bien.

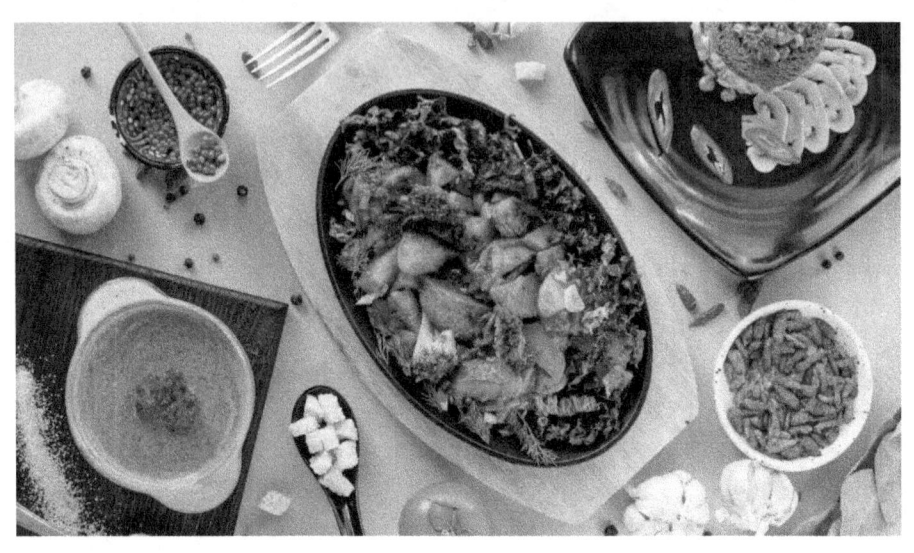

Ensalada De Lechuga Romana Con Vinagreta De Anacardos

Ingredientes:

1 cabeza de lechuga romana, enjuagada, palmeada y rallada

Vendaje

2 cucharadas. vinagre de sidra de manzana

4 cucharadas de aceite de oliva

Pimienta negra recién molida

3/4 taza de anacardos finamente molidos

Sal marina

Deberes

Combine todos los ingredientes del aderezo en un procesador de alimentos.

Mezcle con el resto de los ingredientes y combine bien.

Ensalada De Escarola Con Vinagreta De Avellanas

Ingredientes:

1 cabeza de escarola, enjuagada, palmeada y desmenuzada

Vendaje

2 cucharadas. vinagre de vino blanco

4 cucharadas de aceite de oliva virgen extra

Pimienta negra recién molida

3/4 taza de avellanas finamente molidas

Sal marina

Deberes

Combine todos los ingredientes del aderezo en un procesador de alimentos.

Mezcle con el resto de los ingredientes y combine bien.

Ensalada De Lechugas Bib Con Vinagreta De Maní

Ingredientes:

1 cabeza de lechuga bib, enjuagada, palmeada y desmenuzada

Vendaje

2 cucharadas. vinagre blanco destilado

4 cucharadas de aceite de macadamia

Pimienta negra recién molida

3/4 taza de cacahuates finamente molidos

Sal marina

Deberes

Combine todos los ingredientes del aderezo en un procesador de alimentos.

Mezcle con el resto de los ingredientes y combine bien.

Ensalada De Lechuga Boston A La Parrilla

Ingredientes:
1 cabeza de lechuga Boston, enjuagada, palmeada y rallada

Vendaje
2 cucharadas. vinagre de vino blanco
4 cucharadas de aceite de oliva virgen extra
Pimienta negra recién molida
3/4 taza de almendras finamente molidas
Sal marina

Deberes
Asa la lechuga y/o las verduras a fuego medio hasta que estén ligeramente carbonizadas.

Combine todos los ingredientes del aderezo en un procesador de alimentos.

Mezcle con el resto de los ingredientes y combine bien.

Ensalada De Lechuga Romana A La Parrilla

Ingredientes:
1 cabeza de lechuga romana, enjuagada, palmeada y rallada

Vendaje
2 cucharadas. vinagre balsámico
4 cucharadas de aceite de oliva virgen extra
Pimienta negra recién molida
3/4 taza de cacahuates finamente molidos
Sal marina

Deberes
Asa la lechuga y/o las verduras a fuego medio hasta que estén ligeramente carbonizadas.

Combine todos los ingredientes del aderezo en un procesador de alimentos.

Mezcle con el resto de los ingredientes y combine bien.

Ensalada De Lechuga Romana A La Parrilla Y Vinagreta De Anacardos

Ingredientes:
1 cabeza de lechuga romana, enjuagada, palmeada y rallada

Vendaje
2 cucharadas. vinagre de vino tinto

4 cucharadas de aceite de oliva

Pimienta negra recién molida

3/4 taza de anacardos finamente molidos

Sal marina

Deberes
Asa la lechuga y/o las verduras a fuego medio hasta que estén ligeramente carbonizadas.

Combine todos los ingredientes del aderezo en un procesador de alimentos.

Mezcle con el resto de los ingredientes y combine bien.

Ensalada De Lechuga Romana A La Parrilla Y Vinagreta De Almendras

Ingredientes:
1 cabeza de lechuga romana, enjuagada, palmeada y rallada

Vendaje
2 cucharadas. vinagre de vino tinto
4 cucharadas de aceite de oliva virgen extra
Pimienta negra recién molida
3/4 taza de almendras finamente molidas
Sal marina

Deberes
Asa la lechuga y/o las verduras a fuego medio hasta que estén ligeramente carbonizadas.

Combine todos los ingredientes del aderezo en un procesador de alimentos.

Mezcle con el resto de los ingredientes y combine bien.

Repollo Napa a la parrilla con vinagreta de anacardos

Ingredientes:
1 cabeza de repollo Napa, enjuagado, palmeado y rallado
½ taza de alcaparras

Vendaje
2 cucharadas. vinagre balsámico
4 cucharadas de aceite de macadamia
Pimienta negra recién molida
3/4 taza de anacardos finamente molidos
Sal marina

Deberes
Asa la lechuga y/o las verduras a fuego medio hasta que estén ligeramente carbonizadas.

Combine todos los ingredientes del aderezo en un procesador de alimentos.

Mezcle con el resto de los ingredientes y combine bien.

Ensalada de lechuga Boston a la parrilla y vinagreta de anacardos

Ingredientes:

1 cabeza de lechuga Boston, enjuagada, palmeada y rallada
½ taza de aceitunas verdes

Vendaje

2 cucharadas. vinagre de vino blanco
4 cucharadas de aceite de oliva virgen extra
Pimienta negra recién molida
3/4 taza de anacardos finamente molidos
Sal marina

Deberes

Asa la lechuga y/o las verduras a fuego medio hasta que estén ligeramente carbonizadas.

Combine todos los ingredientes del aderezo en un procesador de alimentos.

Mezcle con el resto de los ingredientes y combine bien.

Ensalada De Lechuga Romana A La Parrilla Y Aceitunas Verdes

Ingredientes:
1 cabeza de lechuga romana, enjuagada, palmeada y rallada

½ taza de aceitunas verdes

Vendaje
2 cucharadas. vinagre de sidra de manzana

4 cucharadas de aceite de oliva

Pimienta negra recién molida

3/4 taza de nueces finamente molidas

Sal marina

Deberes
Asa la lechuga y/o las verduras a fuego medio hasta que estén ligeramente carbonizadas.

Combine todos los ingredientes del aderezo en un procesador de alimentos.

Mezcle con el resto de los ingredientes y combine bien.

Ensalada De Lechugas Bib A La Parrilla Y Aceitunas Verdes

Ingredientes:

1 cabeza de lechuga bib, enjuagada, palmeada y desmenuzada

½ taza de aceitunas verdes

Vendaje

2 cucharadas. vinagre de vino tinto

4 cucharadas de aceite de oliva virgen extra

Pimienta negra recién molida

3/4 taza de almendras finamente molidas

Sal marina

Deberes

Asa la lechuga y/o las verduras a fuego medio hasta que estén ligeramente carbonizadas.

Combine todos los ingredientes del aderezo en un procesador de alimentos.

Mezcle con el resto de los ingredientes y combine bien.

Ensalada De Lechuga Romana A La Parrilla Y Alcaparras Verdes

Ingredientes:
1 cabeza de lechuga romana, enjuagada, palmeada y rallada
½ taza de alcaparras verdes

Vendaje
2 cucharadas. vinagre de sidra de manzana
4 cucharadas de aceite de oliva virgen extra
Pimienta negra recién molida
3/4 taza de cacahuates finamente molidos
Sal marina

Deberes
Asa la lechuga y/o las verduras a fuego medio hasta que estén ligeramente carbonizadas.

Combine todos los ingredientes del aderezo en un procesador de alimentos.

Mezcle con el resto de los ingredientes y combine bien.

Ensalada de lechuga romana y alcaparras a la parrilla

Ingredientes:

1 cabeza de lechuga romana, enjuagada, palmeada y rallada

½ taza de alcaparras verdes

Vendaje

2 cucharadas. vinagre de vino blanco

4 cucharadas de aceite de oliva virgen extra

Pimienta negra recién molida

3/4 taza de nueces finamente molidas

Sal marina

Deberes

Asa la lechuga y/o las verduras a fuego medio hasta que estén ligeramente carbonizadas.

Combine todos los ingredientes del aderezo en un procesador de alimentos.

Mezcle con el resto de los ingredientes y combine bien.

Ensalada Boston Asada Y Aceitunas Negras

Ingredientes:

1 cabeza de lechuga Boston, enjuagada, palmeada y rallada

½ taza de aceitunas negras

Vendaje

2 cucharadas. vinagre balsámico

4 cucharadas de aceite de macadamia

Pimienta negra recién molida

3/4 taza de anacardos finamente molidos

Sal marina

Deberes

Asa la lechuga y/o las verduras a fuego medio hasta que estén ligeramente carbonizadas.

Combine todos los ingredientes del aderezo en un procesador de alimentos.

Mezcle con el resto de los ingredientes y combine bien.

Ensalada De Lechuga Romana A La Parrilla Y Aceitunas Kalamata

Ingredientes:
1 cabeza de lechuga romana, enjuagada, palmeada y rallada

½ taza de aceitunas Kalamata

Vendaje
2 cucharadas. vinagre de vino tinto

4 cucharadas de aceite de oliva

Pimienta negra recién molida

3/4 taza de almendras finamente molidas

Sal marina

Deberes
Asa la lechuga y/o las verduras a fuego medio hasta que estén ligeramente carbonizadas.

Combine todos los ingredientes del aderezo en un procesador de alimentos.

Mezcle con el resto de los ingredientes y combine bien.

Lechuga Romana con Aceitunas Verdes y Vinagreta de Maní

Ingredientes:

1 cabeza de lechuga romana, enjuagada, palmeada y rallada

½ taza de aceitunas verdes

Vendaje

2 cucharadas. vinagre de sidra de manzana

4 cucharadas de aceite de oliva virgen extra

Pimienta negra recién molida

3/4 taza de cacahuates finamente molidos

Sal marina

Deberes

Combine todos los ingredientes del aderezo en un procesador de alimentos.

Mezcle con el resto de los ingredientes y combine bien.

Lechuga Romana Alcaparras Y Vinagreta De Almendras

Ingredientes:

1 cabeza de lechuga romana, enjuagada, palmeada y rallada

½ taza de alcaparras

Vendaje

2 cucharadas. vinagre de sidra de manzana

4 cucharadas de aceite de oliva virgen extra

Pimienta negra recién molida

3/4 taza de almendras finamente molidas

Sal marina

Deberes

Combine todos los ingredientes del aderezo en un procesador de alimentos.

Mezcle con el resto de los ingredientes y combine bien.

Lechuga Boston Con Corazones De Alcachofa Y Vinagreta De Anacardos

Ingredientes:

1 cabeza de lechuga Boston, enjuagada, palmeada y rallada

½ taza de corazones de alcachofa

Vendaje

2 cucharadas. vinagre de vino blanco

4 cucharadas de aceite de oliva virgen extra

Pimienta negra recién molida

3/4 taza de anacardos finamente molidos

Sal marina

Deberes

Combine todos los ingredientes del aderezo en un procesador de alimentos.

Mezcle con el resto de los ingredientes y combine bien.

Alcachofa y Corazones de Alcachofa con Glaseado de Balsámico

Ingredientes:
1 alcachofa, enjuagada y palmeada
½ taza de corazones de alcachofa

Vendaje
2 cucharadas. vinagre balsámico
4 cucharadas de aceite de macadamia
Pimienta negra recién molida
3/4 taza de cacahuates finamente molidos
Sal marina

Deberes

Combine todos los ingredientes del aderezo en un procesador de alimentos.

Mezcle con el resto de los ingredientes y combine bien.

Alcachofas y Aceitunas Verdes con Vinagreta de Nueces

Ingredientes:

1 alcachofa, enjuagada y palmeada

½ taza de aceitunas verdes

Vendaje

2 cucharadas. vinagre de vino tinto

4 cucharadas de aceite de oliva virgen extra

Pimienta negra recién molida

3/4 taza de nueces finamente molidas

Sal marina

Deberes

Combine todos los ingredientes del aderezo en un procesador de alimentos.

Mezcle con el resto de los ingredientes y combine bien.

Lechuga Romana con Aceitunas Negras y Corazones de Alcachofa

Ingredientes:

1 cabeza de lechuga romana, enjuagada, palmeada y rallada

½ taza de aceitunas negras

½ taza de corazones de alcachofa

Vendaje

2 cucharadas. vinagre de sidra de manzana

4 cucharadas de aceite de oliva

Pimienta negra recién molida

3/4 taza de almendras finamente molidas

Sal marina

Deberes

Combine todos los ingredientes del aderezo en un procesador de alimentos.

Mezcle con el resto de los ingredientes y combine bien.

Corazones de Alcachofas con Ensalada de Aceitunas Negras

Ingredientes:

1 cabeza de lechuga romana, enjuagada, palmeada y rallada

½ taza de aceitunas negras

½ taza de corazones de alcachofa

Vendaje

2 cucharadas. vinagre de vino blanco

4 cucharadas de aceite de oliva virgen extra

Pimienta negra recién molida

3/4 taza de cacahuates finamente molidos

Sal marina

Deberes

Combine todos los ingredientes del aderezo en un procesador de alimentos.

Mezcle con el resto de los ingredientes y combine bien.

Ensalada de lechuga Boston, aceitunas negras y corazón de alcachofa

Ingredientes:
1 cabeza de lechuga Boston, enjuagada, palmeada y rallada
½ taza de aceitunas negras
½ taza de corazones de alcachofa

Vendaje
2 cucharadas. vinagre de vino tinto
4 cucharadas de aceite de oliva virgen extra
Pimienta negra recién molida
3/4 taza de almendras finamente molidas
Sal marina

Deberes

Combine todos los ingredientes del aderezo en un procesador de alimentos.

Mezcle con el resto de los ingredientes y combine bien.

Lechuga Romana con Corazón de Alcachofa y Ensalada de Vinagreta de Macadamia

Ingredientes:
1 cabeza de lechuga romana, enjuagada, palmeada y rallada

½ taza de aceitunas negras

½ taza de corazones de alcachofa

Vendaje
2 cucharadas. vinagre balsámico

4 cucharadas de aceite de macadamia

Pimienta negra recién molida

3/4 taza de anacardos finamente molidos

Sal marina

Deberes

Combine todos los ingredientes del aderezo en un procesador de alimentos.

Mezcle con el resto de los ingredientes y combine bien.

www.ingramcontent.com/pod-product-compliance
Lightning Source LLC
Chambersburg PA
CBHW071428080526
44587CB00014B/1768